RESPIRAR LA VIDA

DAN BRULÉ

RESPIRAR LA VIDA

Una introducción al trabajo de respiración

Mejora tu salud y alcanza tu máximo potencial

URANO

Argentina – Chile – Colombia – España
Estados Unidos – México – Perú – Uruguay – Venezuela

Título original: *Just Breathe – Mastering Breathwork for Success in Life, Love, Business, and Beyond*
Editor original: Enliven Books / Atria Books An Imprint of Simon & Schuster, Inc., New York
Traducción: Alicia Sánchez Millet

1.ª edición Octubre 2017

ISBN: 978-84-16720-01-9
E-ISBN: 978-84-16990-83-2
Depósito legal: B-21.834.2017

Fotocomposición: Ediciones Urano, S.A.U.

Impreso por: Rodesa, S.A. – Polígono Industrial San Miguel – Parcelas E7-E8
31132 Villatuerta (Navarra)

Impreso en España – *Printed in Spain*

A Pauline Pearl, con amor y gratitud

Índice

Prólogo
de Tony Robbins

He dedicado mi vida a ayudar a los demás a desarrollar su máximo potencial y a que tuvieran una calidad de vida extraordinaria. Y, cada vez que aparece un maestro en mi vida y me enseña algo que amplía mi propia experiencia cumbre, siento que he de compartirlo con los demás.

Esto es lo que me ha sucedido con Dan Brulé, el maestro de la respiración y profesor de su programa Breath Mastery. Dan puede ayudarte a maximizar tu rendimiento, reducir tu estrés, estimular la longevidad, mejorar la salud y, en última instancia, transformar tu vida. Se le conoce como el «Bruce Lee de la respiración», porque ha extraído lo mejor de cada estilo y escuela que ha estudiado, y por su destreza, maestría y dedicación al arte y a la ciencia del trabajo de respiración. Ha enseñado a cientos de miles de personas de todo el mundo, incluidos grandes empresarios, soldados de élite del cuerpo de operaciones especiales (los Navy SEAL), atletas, profesionales de la salud y personas normales y corrientes, con la finalidad de mejorar su salud y su rendimiento. Dan conoce las técnicas respiratorias que enseñaban y practicaban los antiguos yoguis y místicos iluminados y las que utilizan los atletas de élite y los soldados, así como los neurocientíficos más vanguardistas. Pero lo más importante es que sabe cuáles son las técnicas que se ha demostrado que funcionan mejor.

¿Sabías que el 70% de las toxinas del cuerpo las eliminamos a través de los pulmones? Sin embargo, los estudios demuestran que cada vez usamos menos nuestra capacidad pulmonar. Piensa, ¿qué haces cuando estás estresado? ¿Tu respiración es profunda o superficial? Es increíble hasta qué extremo retenemos la respiración, ¡piensa en el efecto que tiene eso en el cuerpo y en la mente! ¡Y qué forma de desperdiciar un recurso natural!

No desperdicies su poder. Sé consciente del mismo. Controlando conscientemente tu respiración utilizas tus pensamientos, tu energía y tu cuerpo.

La gente siempre me pregunta: «¿Cuál es el secreto para conseguir resultados, el secreto para un cambio duradero?» Mi respuesta es que has de entrenarte para convertirte en un maestro. Para lograr la maestría en cualquier campo es necesario tener perseverancia, compromiso y concentración. Esto es lo que te ofrece este libro: las herramientas dinámicas, técnicas y prácticas para enseñarte, guiarte y ayudarte a crear un cambio duradero en tu calidad de vida.

Hace falta un compromiso del 110% para alcanzar el nivel del programa Breath Mastery ('Dominio de la respiración') que ha obtenido Dan a lo largo de décadas de estudios, investigación y práctica. *Respirar la vida* es su manual y su legado definitivo, donde nos revela que, cuando prestas atención a tu respiración y dominas su verdadero poder, controlas tu vida y tus resultados. Este libro te enseñará cómo hacerlo. Si realmente deseas un cambio duradero, te lo mereces; empieza ahora mismo con el libro que tienes en tus manos y aprende a dominar tu respiración.

Tony Robbins, 2016

Introducción:
la respiración de la vida

*He de seguir respirando. No hacerlo sería
el peor error de mi carrera.*

STEVE MARTIN

Este libro nos introduce en el campo del *trabajo de respiración*, un nuevo y revolucionario enfoque del crecimiento personal y de la auto-sanación. Nos enseña a respirar para alcanzar el máximo rendimiento y una salud óptima y desarrollar todo nuestro potencial. Los ejercicios, las técnicas, las meditaciones y las historias que aquí se exponen son para iluminarte e inspirarte, y para que puedas acceder a los mismos conocimientos, habilidades y estados elevados extraordinarios que antaño solo los grandes maestros, místicos, yoguis, santos, gurús, atletas de élite y antiguos guerreros podían alcanzar después de muchos años de práctica.

En este manual básico he resumido mis años de entrenamiento, y te ofrezco las mejores herramientas para que puedas experimentar inmediatamente los beneficios profundos del trabajo de respiración. También te pondré al día de los últimos descubrimientos científicos, de los avances más recientes y de las mejores prácticas actuales.

Si eres nuevo en el trabajo de respiración, puedo acortar tu curva de aprendizaje, ahorrarte mucho tiempo y energía y ayudarte a crear la mejor base para una práctica potente. Si eres un practicante experto o un profesional de este campo, puedo ayudarte a profundizar, a ampliar tu práctica y a que adquieras conocimientos y técnicas, que te sirvan para mejorar el nivel de tu vida personal y laboral.

Las técnicas que presento en este libro son las mismas que he enseñado a más de cien mil personas, en más de cincuenta países, desde que en 1970 empecé en este camino. Entre ellas se incluyen las que necesitan el rendimiento máximo: entrenadores personales, entrenadores de *fitness*, psicoterapeutas, personal del ejército tanto en servicio como retirados, grandes ejecutivos, atletas olímpicos, artistas de élite de las artes marciales, sanadores holísticos y maestros espirituales y buscadores.

A continuación cito algunos de los comentarios de mis clientes y alumnos:

Dan me fue guiando, a través de cada una de las capas de resistencia que había creado en mi cuerpo, ayudándome a conseguir un abrumador y profundamente pacífico estado de presencia mental, corporal y anímica.

¡Mi energía experimentó un extraordinario impulso! Sentí energía en todas las partes de mi cuerpo.

¡Magnífico! Sentí una extraordinaria relajación profunda y energía resplandeciente (...) una enorme vitalidad. ¡La «respiración circular» y la «respiración liberadora» me liberaron!

Es increíble el efecto que tiene, durante todo el día, dedicar unos pocos minutos a conectar con la respiración. Los métodos del «snif, snif, snif-PUF» y del «bostezo» que me enseñaste para deshacer los bloqueos son sumamente útiles.

¡Alucinante! Pude liberarme de mis pensamientos y emociones negativas, y sanar el sufrimiento que me ocasionaban mis viejos traumas.

He tenido algunas experiencias con la respiración consciente y estoy atónito por sus transformadores efectos.

Como les sucede a mis clientes y alumnos, tú también podrás experimentar, por ti mismo, con qué profundidad puede la respiración cambiar tu vida y conducirte a una verdadera transformación. Nuestra forma de respirar como respuesta al dolor y al placer, al estrés y al cambio puede ser determinante para nuestra salud y bienestar y nuestro rendimiento en casa y en el trabajo, y para nuestra relación con nuestros seres queridos.

La respiración es el único sistema corporal automático que podemos controlar. No es un accidente de la naturaleza, ni una coincidencia, sino una invitación, una oportunidad para participar en nuestra propia naturaleza y evolución. Hay detalles en tu forma de respirar que probablemente no has observado o investigado nunca, y estos detalles son como puertas que pueden conducirte a descubrir nuevas y profundas habilidades. Lo cierto es que el trabajo de respiración es un conjunto de habilidades de gran importancia, que son imprescindibles si quieres llegar a tener un alto rendimiento y mejorar en todos los aspectos de tu vida.

Todos los grandes maestros de cualquier tradición conocen la importancia de la respiración. La utilizan para prepararse, recuperarse y superar momentos difíciles y situaciones críticas. Las personas que tienen un alto rendimiento practican diariamente técnicas de respiración; tienen sus propios rituales respiratorios. Es uno de los secretos que les da ventaja, les sitúa en la cumbre y los mantiene en la zona o, lo que es lo mismo, en un estado de fluir. ¡Y esta fuente secreta es gratis! Tienes el recurso natural más valioso que existe bajo tu nariz.

Ha llegado el momento de que todas las personas puedan descubrir, explorar y desarrollar el poder y el potencial del trabajo de respiración. Todos necesitamos energía y todos tenemos que lidiar con algún tipo de estrés y presión, dolor o fatiga. Los conflictos y el caos de nuestra frenética forma de vida pueden plantearnos muchas dificultades e incluso ser abrumadores. Una victoria en la sala de juntas puede ser tan importante como una victoria en el campo de batalla o en el terreno de juego. La cortesía, el aplomo, la concentración, la claridad, la energía y la serenidad son cualidades necesarias en las situaciones cotidianas.

El trabajo de respiración aporta estos beneficios y muchos más; te garantiza que te conducirá al autodominio y que transformará tu vida.

¿Qué podemos esperar?

En este libro enseñaré diferentes ejercicios respiratorios, técnicas y meditaciones que he estudiado, practicado y comprobado, y puedo asegurar que mejorarán y engrandecerán todos los niveles de tu existencia. He organizado los capítulos bajo tres categorías principales: cuerpo, mente y espíritu. Si necesitas centrarte en un tema o situación, puedes ir directamente a una práctica concreta.

Cada capítulo contiene historias reales de personas que han hecho este trabajo respiratorio y que les apasiona, así como algunas experiencias personales. Las secciones de «Respira ahora» nos guían a través de técnicas respiratorias específicas, y cada capítulo termina con un conjunto de sencillas prácticas de «Respiración cotidiana». Tanto si estás haciendo cola en un mercado como si estás en un atasco de tráfico o estás disperso, estresado, sin inspiración o desmotivado, estos momentos rápidos pero eficaces de «darse un respiro» harán maravillas en el transcurso de tu día.

A medida que vayas practicando y experimentando las técnicas respiratorias de este libro, te irás dando cuenta enseguida de que un ejercicio respiratorio específico para aliviar la tensión física, por ejemplo, inevitablemente también implicará y beneficiará aspectos relacionados con tu mente e incluso con tu espíritu. Recuerda que, en última instancia, el trabajo de respiración es un proceso de por vida, que te ayuda a conectar y a mejorar todas las partes de tu ser.

Por último, te recomiendo que escribas un diario de tu respiración. Toma notas de lo que aprendes. Escribe tus técnicas favoritas y lo que te has comprometido a practicar, y anota tus experiencias y resultados. Ésta es una forma excelente de comprobar qué es lo que a ti te funciona y lo que no; este diario te será especialmente útil para los «Veintiún días para conseguir el reto de Breath Mastery» del capítulo 6.

1

El poder de Breath Mastery

Puesto que la respiración es vida, si respiras bien
vivirás muchos años sobre la Tierra.

PROVERBIO SÁNSCRITO

Te voy a contar cómo desperté a la respiración. Fue en la escuela católica de New Bedford, Massachusetts, cuando estaba en primer curso de enseñanza básica. Ese viernes por la mañana era la primera visita semanal del cura de nuestra iglesia a nuestra clase.

Todos estábamos sentados mirando con asombro a aquel hombre mayor de aspecto austero, vestido con una sotana larga de color negro y una esclavina rojo brillante, que tenía en su mano una Biblia encuadernada en piel con páginas con bordes dorados. Todos teníamos miedo, pues lo único que sabíamos era que Dios podía castigarnos hasta la muerte si no escuchábamos y no nos comportábamos. (Sí, soy «catolicoadicto» en vías de recuperación.)

Medio en inglés y medio en francés, nos habló del cielo. Fue agradable. Y nos habló del infierno, indudablemente. Lo cual no fue agradable. Nos explicó que, si no éramos sumamente cuidadosos y si no hacíamos exactamente lo que nos decían, ¡acabaríamos todos en ese terrible lugar eternamente! Luego, nos leyó el Génesis y nos dijo: «Dios tomó polvo de la tierra y creó el cuerpo del hombre, e insufló en su nariz el aliento de vida, y el hombre se convirtió en un ser viviente».

Decir que esas palabras me causaron una gran impresión sería quedarme muy corto. ¡Me quedé embelesado! El pensamiento de que Dios insuflara su aliento en mi interior despertó en mí un entusiasmo incontrolable e inimaginable. Era lo más extraordinario que había oído nunca, y no podía entender por qué los demás no estaban tan entusiasmados como yo.

No podía estar quieto en la silla. No me podía callar. Creo que estaba extasiado. Reconozco que me estaba animando demasiado y creo que empecé a molestar al resto de la clase, porque recuerdo que monseñor puso sus manos sobre mis hombros, en un intento de que me sentara y estuviera quieto.

Aquel día, gracias a él o a pesar de él, innegablemente, algo se despertó dentro de mí. Sentía que había algo hermoso, maravilloso, místico y mágico en la respiración, y que ni el sentido de culpa, ni el miedo, ni la fuerza, ni la vergüenza ni las zalamerías iban a cambiar o eliminar ese hecho. Fue la chispa que prendió la hoguera en mi interior, y hasta la fecha sigo completamente fascinado (en realidad, más que nunca) con la respiración y el respirar, y con el poder y el potencial del trabajo de respiración.

Desde el momento en que tuve mi revelación, mi viaje personal en el trabajo de respiración me condujo a una increíble aventura que me llevó a inscribirme en un programa de tecnología para rayos X en Boston, a alistarme en la Marina de Estados Unidos en la etapa de la guerra del Vietnam como asistente médico en un hospital independiente, a convertirme en buzo de profundidad y a ser especialista en rescates de emergencia. He enseñado a instructores de primeros auxilios y de RCP (reanimación cardiopulmonar) y a técnicos de emergencias médicas (TEM) y a otros profesionales de protección civil, he desarrollado el primer programa de estrés y auxilio para la Cruz Roja

Norteamericana y he diseñado un programa maestro, que se llama «La respiración como instrumento para la salud, el crecimiento y el cambio» en la Universidad de Lesley de Cambridge.

El *entrenamiento de la respiración* me llevó a estudiar en la India con maestros del yoga, a la Academia de Medicina China de Pekín y a la Academia de las Ciencias de Moscú. He aprendido métodos de respiración del budismo zen, del Rebirthing de Leonard Orr, de la respiración holotrópica de Stanislav Grof y de otras fuentes.

Últimamente, el trabajo de respiración me ha llevado hasta Silicon Valley y a los Laboratorios de Investigación del grupo Nissan-Renault. Este fabricante de automóviles ha desarrollado un prototipo que integra una tecnología relacionada con la respiración en los asientos del conductor y del acompañante. Un mecanismo en el asiento, basado en el diseño de la O2 Chair ('Silla O2') de la empresa Innovzen, hace que éste se mueva de manera que favorezca una respiración completa y relajada. No solo fue divertido, sino también un honor para mí presentar el concepto de «respiración a bordo» al director ejecutivo y a su equipo. En los próximos años, cuando los vehículos autónomos invadan las autopistas, tendremos más tiempo libre para concentrarnos en otras cosas, como recargarnos de energía y relajarnos de camino al trabajo y viceversa.

Todas estas experiencias se encuentran en el profundo pozo del que he extraído técnicas de diversas escuelas y estilos de respiración para crear un programa variado y único para el entrenamiento de la respiración. Por eso, mis amigos expertos en artes marciales me llaman «el Bruce Lee del trabajo de respiración». No quiero decir que me parezca a Bruce Lee, pero sí es cierto que compartimos una característica, que es la voluntad de no dejarme encasillar y de explorar lo que se esconde detrás de cada piedra (compartir lo mejor de todos nuestros maestros), y la dedicación y el sueño de enseñar lo que hemos aprendido a cualquiera que esté preparado y dispuesto a hacer el trabajo.

¿Qué *es* el trabajo de respiración?

El trabajo de respiración es el uso de la conciencia de la respiración y de la respiración consciente para la sanación y el crecimiento, el despertar personal y la transformación en espíritu, mente y cuerpo. Todas las técnicas respiratorias que aprenderás en este libro se basan esencialmente en esta definición. El trabajo de respiración se encuentra dentro del ámbito del crecimiento y el desarrollo personal. Es un método de autoayuda y autosanación de la medicina alternativa. También es la clave para la purificación espiritual y el autodominio. Es la visión más holística y complementaria de la salud, y una parte esencial de cualquier programa genuino de desarrollo espiritual.

Más adelante presento una lista parcial de campos y situaciones donde ahora se enseña y se aplica el trabajo de respiración, que ha sido cedida por cortesía del doctor Peter Litchfield (presidente de la Escuela para Graduados de las Ciencias de la Salud de la Conducta).

Cada vez más personas se dan cuenta del increíble valor del trabajo de respiración y lo están aplicando a sus vidas profesionales y personales. Los *coachs*, los profesionales de la salud, los asesores, los entrenadores, los profesores y los terapeutas la están utilizando para su propia evolución y para ayudar a evolucionar a sus clientes. En el caso de los buscadores espirituales, es un camino directo para el despertar espiritual, la autorrealización y la iluminación. Ésta es la razón por la que el trabajo de respiración es un conjunto primordial de habilidades que dominan las personas con éxito y con alto rendimiento; es el ingrediente secreto que les ayuda a estar justamente donde quieren estar.

Adquisición de habilidades	Meditación
Aprendizaje de la autorregulación	*Neurofeedback*
Arte dramático	Odontología
Artes marciales	Ortodoncia
Asesoramiento	Parto
Asistencia al parto	Prevención de la drogodependencia
Biofeedback	Psicología
Coaching para atletas	Quiropraxia
Coaching personal	Rehabilitación de la drogodependencia
Cuidados sanitarios alternativos	Terapia del habla
Educación (a todos los niveles)	Terapia física
Enfermería	Terapia ocupacional
Entrenamiento de *fitness*	Terapia respiratoria
Entrenamiento de vuelo (aviación)	Trabajo corporal
Entrenamiento en empresas	Trabajo social
Entrenamiento militar	Tratamiento de la ira
Entrenamiento para el alto rendimiento	Tratamiento del dolor
Entrenamiento para la atención	Tratamiento del estrés
Exámenes	Traumas y trastorno de estrés postraumático
Hablar en público	Yoga
Medicina	Zen

Enseño el trabajo de respiración como una fórmula para la transformación personal, donde se aprenden tres habilidades o elementos básicos:

Tomar conciencia (el factor conciencia): el mensaje es «¡Despierta!»
Relajación (el factor liberación): el mensaje es «¡Deja ir!»
Respiración (el factor energía): el mensaje es «¡Responsabilízate!»

Me he dado cuenta de que, sea cual sea el método que utilicemos o la etiqueta que le adjudiquemos, cada milagro, experiencia de sanación, cambio positivo, liberación emocional o cambio de conducta, cada pequeño progreso, está relacionado con uno de estos tres elementos. El verdadero poder y la magia se producen cuando se combinan los tres y cuando nos implicamos en los tres a la vez, intencionada y sistemáticamente. En la práctica, aumentamos, expandimos y refinamos nuestra conciencia. Usamos la respiración para relajarnos con más rapidez y profundidad, y en otras situaciones. Y aprendemos a controlar la respiración, lo cual nos aporta más energía y vitalidad, comodidad y placer, poder personal y resiliencia.

También llamo a lo que hago *terapia de respiración*, que se basa en dos ideas clave:

1. El sistema respiratorio de la mayoría de las personas no está aprovechado al máximo. Hemos de rehabilitarlo. Hemos de mejorar o restaurar nuestra capacidad respiratoria para corregir cualquier hábito disfuncional que inhiba o interfiera en la libre expresión de nuestra verdadera naturaleza y de todo su potencial.

2. Cuando nuestra respiración es completa y libre, sana y natural, una vez ha sido restaurada o elevada a su nivel óptimo, automáticamente se convierte en un instrumento terapéutico. Podemos usar el cuerpo y la respiración para sanar la mente, y ambas pueden utilizarse para sanar el cuerpo. El trabajo de respiración puede usarse para sanar actitudes, emociones y conductas.

Hay cinco principios en la terapia de respiración. Formulé estos principios cuando buscaba una respuesta a la siguiente pregunta: «¿Por qué se producen resultados espectacularmente positivos (incluso milagrosos) después de una sesión de respiración, y no en otros tipos de sesiones de terapia?» La respuesta está en la aplicación de estos cinco principios:

1. La técnica (hay muchas técnicas, cada una de ellas con un propósito o efecto).
2. El ambiente en el que uno realiza la práctica (física, psicológica, emocional o energética).
3. El maestro (que utiliza el «poder y la pureza de nuestra presencia personal»).
4. La mente del que practica (pensamientos, creencias, actitudes, intenciones, deseos, voluntad).
5. El «algo más» (el factor místico o mágico: suerte, gracia, momento preciso, disposición).

RESPIRA AHORA:
¿CÓMO ESTÁS RESPIRANDO?

Vamos a probar un ejercicio rápido.

Una persona sana debería ser capaz de realizar la respiración baja o abdominal, y la respiración alta o pectoral, con facilidad y a voluntad. Deberías poder respirar despacio: dos o tres respiraciones por minuto. Y respirar rápido: 60 o incluso 120 respiraciones por minuto. Cuando estás sentado descansando, tu respiración debería ser baja y lenta.

¿Cómo respiras? Observa y siente tu respiración en este momento.

Pon una mano sobre tu abdomen y otra en el centro de tu pecho, y supervisa tu respiración. ¿Cómo la sientes? ¿Qué zonas se mueven cuando respiras? ¿Adónde va la respiración? ¿Eres una persona de respiración pectoral? ¿De respiración abdominal? ¿Respiras rápido y superficial, o bien lento y profundo? ¿Es suave y regular o entrecortada y caótica? ¿Haces pausas durante la respiración?

Como sucede con cualquier otra destreza, para lograr la excelencia o la grandeza la clave está en entender y aplicar los principios básicos. Hasta los mejores músicos practican las escalas antes de un concierto. Avanzarás mucho más e irás más deprisa si empiezas por la base y vuelves a la misma siempre que te haga falta. En lo que respecta al trabajo de respiración, hay dos aspectos básicos: la conciencia de la respiración y la respiración consciente. Puedes contemplarlos como el yin y el yang, como los aspectos pasivo y activo de la práctica.

La conciencia de la respiración: ser la respiración

La conciencia de la respiración significa prestar mucha atención a la respiración mientras permites que entre y salga el aire espontáneamente. Se trata tan solo de observar la respiración, de contemplarla, de ser testigo de la misma. No es necesario que respires de ninguna forma en particular. Éste es el aspecto pasivo. Es la práctica de la conciencia pura aplicada a la respiración.

La conciencia de la que estamos hablando es una conciencia meditativa. No tiene nada que ver con pensar, juzgar, comparar, analizar; no estás intentando resolver nada o hacer algo correctamente. De hecho, la conciencia de la respiración no es algo que «haces». Estoy hablando de un estado de atención y presencia, suave y abierto. **La conciencia de la respiración es una práctica de mindfulness.**[1]

---

1. El mindfulness o atención plena es una actitud frente a la vida que consiste en darse cuenta de lo que estamos haciendo, pensando y sintiendo en el mismo momento en el que eso ocurre.

Yo también lo llamo «observar la respiración». En realidad, utilizo ambos términos indistintamente. Es un entrenamiento de la atención. Lo único que has de hacer es decidir concentrarte en tu respiración y observarla, sentirla, momento a momento.

RESPIRA AHORA:
SIENTE TU RESPIRACIÓN

Lleva tu atención a la respiración. Concéntrate en la respiración. Siente tu respiración. Obsérvala, escúchala y siéntela. Sé testigo de la misma. ¿Cómo sabes que estás respirando? ¿Qué sentimientos y sensaciones te indican que respiras? ¿Dónde se producen esos sentimientos y sensaciones? ¿Adónde va la respiración cuando fluye dentro de ti? ¿Qué alcanza? ¿Qué se mueve cuando respiras? ¿Qué músculos utilizas?

A medida que vas siendo más consciente de la respiración, también eres más consciente de otras cosas que suceden en tu cuerpo y en tu mente: pensamientos e imágenes, sentimientos y sensaciones, percepciones y emociones. Puede que seas más consciente de tus tensiones físicas, contracturas energéticas, hábitos, patrones, impulsos y reacciones, y de tu diálogo interior.

Un aspecto muy importante de la práctica de la conciencia de la respiración es, simplemente, ser testigo de los diversos fenómenos, observarlos sin juzgarlos, resistirnos o apegarnos a los mismos. Si te distraes con estas cosas o si tu mente se va por la tangente no pasa nada, vuelve a prestar atención a tu respiración y concéntrate por completo en la siguiente. Busca detalles de tu respiración en los que quizá no te habías fijado antes.

Con la práctica, irás entrando en un estado de libertad y paz interior, y te darás cuenta de que no te está pasando nada *a ti*: ¡simplemente, pasa! Desarrollarás una tranquilidad natural y se agudizará tu sentimiento de estar vivo. Al final, reconocerás que siempre eres libre, pienses lo que pienses o sientas lo que sientas.

Debido al poder y el potencial que tiene esta práctica básica, vamos a dedicarle mucho tiempo, y volveremos a la misma, especialmente, en el capítulo 4, «Respira para transformar tu espíritu».

La respiración consciente: hacer la respiración

El segundo aspecto básico del trabajo de respiración es la respiración consciente. Aquí es cuando intervienes tú. Eres un participante activo en el proceso respiratorio, en vez de un testigo. La respiración consciente significa que controlas la respiración deliberadamente, que de alguna manera la diriges y regulas. Le das una cierta cualidad o patrón específico. Respiras con una intención consciente. Eres creativo.

En la conciencia de la respiración, la respiración te respira a ti; en la respiración consciente, eres tú quien respira la respiración.

Un ejemplo de ejercicio de respiración consciente es respirar de cuatro a ocho veces por minuto, lo que se considera una «zona terapéutica», puesto que en ella se producen espontáneamente muchos beneficios terapéuticos. Empecemos con un ritmo medio de seis respiraciones por minuto. Eso significa inspirar en cinco segundos y espirar en cinco segundos.

RESPIRA AHORA:
REGULA TU RESPIRACIÓN

Inspira contando cinco segundos y espira contando otros tantos. Dedica un tiempo a habituarte a este ritmo. Haz que tu patrón respiratorio sea suave y estable, inspira durante cinco segundos y espira durante otros cinco. Sencillo, ¿verdad?

Empieza concentrándote en tu respiración. Al principio, simplemente, sé consciente de la misma, obsérvala, y luego empieza poco a poco a controlarla conscientemente. Procura que la respiración sea suave, regular y rítmica, inspira durante cinco segundos y espira durante otros cinco segundos:

Inspira, 2, 3, 4, 5
Espira, 2, 3, 4, 5
Inspira, 2, 3, 4, 5
Espira, 2, 3, 4, 5

¿Cómo te sientes al cabo de unos minutos de estar haciendo esta práctica? Si te cuesta respirar tan despacio, hazlo en dos, tres o cuatro segundos para empezar. ¡O cuenta más deprisa!

Si este ritmo te resulta fácil, experimenta contando hasta ocho, diez o doce, o cuenta más despacio. Sea como fuere, no lo fuerces, ni te estreses o luches. Relájate. Ten paciencia contigo mismo mientras practicas.

Jugaremos con muchos otros ejercicios y técnicas de respiración consciente en los capítulos siguientes, pero empieza con éste para tu práctica diaria. Procura que sea lo primero que hagas al levantarte por la mañana, luego al mediodía y, por último, antes de acostarte. Hazlo si notas que estás tenso, alterado o disperso. Recuerda:

Inspira, 2, 3, 4, 5
Espira, 2, 3, 4, 5
Inspira, 2, 3, 4, 5
Espira, 2, 3, 4, 5

* * *

Practica alternar entre estos dos elementos básicos del trabajo de respiración, que son los ingredientes fundamentales del dominio de la respiración. **Es esencial que aprendamos a alternar entre lo pasivo y lo activo, entre hacer y ser, entre respirar la respiración y dejar que la**

respiración nos respire a nosotros. Es decir, practica ambas, la conciencia de la respiración y la respiración consciente.

Integra la conciencia de la respiración y la respiración consciente en tus actividades e interacciones diarias. Por ejemplo, cuando camines o corras, presta atención a tu respiración o respira deliberadamente al ritmo de tu paso; o, si escuchas música, observa tu respiración, el efecto que tiene la música sobre la misma, o sigue el ritmo con tu respiración. Cuando te encuentres en un atasco de tráfico o estés haciendo cola para comprar, observa tu respiración, o bien adopta el patrón rítmico suave y lento de seis respiraciones por minuto.

Respira conscientemente cuando contemples un atardecer. Utiliza la respiración para asimilar esa experiencia. Respira conscientemente cuando alguien te insulte, te alabe o te cuente sus problemas. Empieza a usar tu respiración para concentrarte o centrarte en ti mismo, para relajarte o energizarte. Úsala para prepararte para acontecimientos importantes, superar tareas difíciles y recuperarte de experiencias que te han provocado estrés.

Adquiere el hábito de observar tu respiración y controlarla, antes, durante y después de realizar diversas actividades, eventos e interacciones. Ésta es la clave de Breath Mastery: transformar tu práctica diaria en una forma de ser. Es muy importante que observes los cambios que se producen en tu mente y en tu cuerpo cuando haces el trabajo de respiración, y que hagas un seguimiento en tu diario.

La forma en que nos planteamos el trabajo de respiración refleja cómo nos planteamos la vida. Cuando observas tu respiración puedes aprender mucho sobre ti mismo. Unas veces hemos de remar si queremos llegar a alguna parte, y otras es mejor soltar los remos y dejar que sea la corriente del río de la vida la que nos lleve. A veces se nos pide que nos responsabilicemos y, a veces, que nos quitemos de en medio. Unas veces es necesario el control y otras la entrega. A veces vivimos la vida y a veces la vida nos vive a nosotros. Unas veces respiramos la respiración y otras dejamos que la respiración nos respire a nosotros.

Las tres convergencias del trabajo de respiración

Los tres elementos clave (que yo llamo «convergencias») crean el entorno para todos los métodos, estilos y escuelas. Muchos profesores y practicantes del trabajo de respiración ya los han estado aplicando intuitivamente a su manera, porque todos los beneficios de esta práctica dependen de estos tres elementos para conseguir resultados óptimos:

1. Combinar la conciencia con la respiración.
2. Combinar la conciencia con la relajación.
3. Combinar la respiración consciente con la relajación completa.

La primera convergencia: combinar la conciencia con la respiración

Respiramos continuamente, pero la mayor parte del tiempo lo hacemos de un modo totalmente inconsciente. Se produce la respiración, pero nuestra conciencia está en otra parte. Nuestra conciencia suele sentirse empujada, atraída, estar controlada por impulsos inconscientes, fuerzas varias y otras personas. La práctica de la atención en la respiración ayuda a compensar esto y restaura parcialmente el poder y el equilibrio natural.

Cuando tu conciencia salta de una cosa a otra constantemente, tus energías curativas y fuerzas creativas se pierden o se dispersan. Cuando le prestas toda tu atención a la respiración, empiezas a acumular energía y a desarrollar un poder personal tremendo. A falta de una palabra mejor, podríamos decir que cuando unimos la conciencia y la respiración se puede producir «magia». Esta sencilla práctica ha cambiado la vida de muchas personas.

Cuando empieces a practicar la respiración consciente a diario, tu percepción interior y de situación aumentarán espectacularmente. También mejorará tu salud, tu bienestar y tu rendimiento. Cuando domines la respiración consciente, te sentirás más cómodo y disfrutarás más, tendrás más éxito y estarás más relajado, tanto en cuerpo y mente como en tus relaciones íntimas y en tu vida profesional.

La segunda convergencia: combinar la conciencia con la relajación

Ten en cuenta esto: tu estado de mayor relajación se produce, literalmente, cuando duermes. En realidad, ¡los momentos más relajantes de tu vida te los pasas durmiendo! No eres consciente en esos momentos en los que estás más relajado, así que, probablemente, nunca habrás tenido una experiencia de relajación pura, profunda y total estando despierto.

Para que tu cuerpo se pueda relajar y rejuvenecer, has de quitarte de en medio. Tu conciencia ordinaria, cargada y ocupada por defecto con toda su incesante actividad mental, interfiere en la capacidad que tiene el cuerpo para relajarse. Por consiguiente, la naturaleza vela por ella y te hace desaparecer durante un tiempo, cada noche. Según parece, ¡la única forma en que tu cuerpo puede tomarse un descanso de los estímulos mentales es haciendo que te quedes inconsciente! Tumbarse en un sofá, beber cerveza y ver la televisión son un mal sustituto de la auténtica relajación.

Estar totalmente despierto y relajado al mismo tiempo es algo tan excepcional que cuando sucede durante una sesión de respiración la mayoría de las personas lo describen como una experiencia religiosa cumbre, como una paz que sobrepasa el entendimiento. Dicen que es una experiencia de bienaventuranza o éxtasis, un sentimiento de júbilo puro y sin causa alguna. Inevitablemente, recurren a términos espirituales o religiosos para describir algo que, en realidad, es una experiencia humana muy básica y profunda.

Cuando dominas esta segunda convergencia en el trabajo de respiración —estar totalmente consciente y relajado—, conectas con una parte de ti, estás abierto a un estado en el que han vivido y desde el que han vivido todos los grandes maestros y santos. Puedes empezar a entender cómo han vivido el Buda, Jesús, Lao-Tsé, Krishna y todos esos seres sublimes.

La tercera convergencia: combinar la respiración consciente con la relajación completa

Esto es un arte de alto nivel y una habilidad transformadora: la fusión de la paz y el poder. Domínalo y descubrirás, experimentarás y conseguirás cosas que una persona normal y corriente jamás hubiera podido soñar.

En general, cuando las personas respiran de una manera potente no están relajadas. Y, cuando se relajan totalmente, no respiran. Cuanto más respiran, menos se relajan; cuanto más se relajan, menos respiran. Éste es el dilema típico y la experiencia habitual de las personas que no han dominado el arte del trabajo de respiración. Se trata de que inviertas esa tendencia, de modo que, cuanto más respires, más te relajes, y que, cuanto más te relajes, más respires. Deja de sacrificar el uno en favor del otro y pasarás a formar parte de la élite de los grandes santos y yoguis, artistas famosos y guerreros legendarios.

Aquí aplicamos el principio de economía: nos concentramos en hacer una respiración completa y libre, profunda y poderosa, todo ello realizando el menor esfuerzo o actividad muscular posible. Realizamos una relajación consciente, aunque estemos practicando respiraciones profundas, rápidas y más potentes.

Combinar la respiración libre y completa con la relajación total siendo plenamente consciente es el secreto que nos abrirá las puertas a los beneficios más poderosos e iluminadores del trabajo de respiración. Es la puerta a lo que llamamos cumbre, fluir o estados trascendentes. Se puede describir como «calma energizante» o «paz dinámica». Te mereces dominar esta tercera convergencia esencial del trabajo de respiración.

***

Recordatorio de las tres convergencias

1. Practicar la primera convergencia significa practicar la atención en la respiración o conciencia de la respiración. Estás aprendiendo a dejar que la respiración te respire a ti.

2. La segunda convergencia se basa en ser consciente de las tensiones de tu cuerpo y eliminar la actividad muscular innecesaria. Es especialmente importante relajar los músculos respiratorios auxiliares.

3. La tercera convergencia se basa en combinar la respiración potente y la relajación profunda de una manera consciente y creativa.

***

2

Respirar para transformar tu cuerpo

La respiración es el puente que une la vida con la conciencia,
que une tu cuerpo con tus pensamientos.

THICH NHAT HANH

En junio de 1970 me encontraba en un campamento militar, donde nos hacían correr continuamente para ir a cualquier parte. Enseguida aprendí a acompasar mi respiración con el ritmo de mis pasos para poder seguir la marcha e incluso ir por delante. Muchas veces, también has de estar callado y permanecer en posición de firmes (generalmente, mientras te gritan insultos). En esos momentos, es normal que retengas la respiración, y de haber sabido entonces lo que sé ahora habría respirado silenciosa y conscientemente. Eso me habría permitido seguir su instrucción sin quedarme hecho polvo o sentirme intimidado.

Siempre gritábamos: «¡Sí, señor!», «¡No, señor!», «¡No le oigo!», «¡Sí, señor!», «¡Sigo sin oírle!», «*¡Sí, señor!*» Una vez, grité tan alto que me rompí las cuerdas vocales y perdí la voz. Lo más extraño fue que solo podía gritar o susurrar. No podía modular ningún sonido intermedio, lo cual era perfecto para los militares, porque te exigían que gritaras o que guardaras silencio. Así que nadie se percató de mi problema, y lo que menos deseaba era pedir permiso para ir al hospital. Aguanta. La regla tácita era: «A mal tiempo, buena cara».

Fui asignado al Naval Hospital Corps School ('Hospital Naval y Escuela de Medicina Militar'), que estaba fuera del campo, y ya el primer día me pusieron en un programa especial acelerado. Fuimos cuatro los seleccionados, supongo que basándose en nuestra formación previa universitaria o médica. Hicimos treinta y seis semanas de formación médica militar en menos de tres semanas. Luego, dedicamos otras tres semanas a prácticas: revisiones médicas, vendajes, entablillados, extracciones de sangre, inyecciones, y nos introducíamos cosas mutuamente por la garganta, la nariz y las orejas, incluso hasta por nuestros traseros, básicamente, para adquirir destreza y acostumbrarnos a todo lo que podían pedirnos que hiciéramos en el frente o en un hospital.

Al final de la formación, me ofrecieron el incentivo de un ascenso especial: se llamaba «Push Button E-4». A cambio de alargar mi período de servicio de cuatro a seis años, ascendí inmediatamente a suboficial de la Marina de tercera clase, un rango y una graduación remunerada que un buen marinero, normalmente, tardaba dos años en conseguir. Yo llevaba solo cuatro meses en la Marina.

Oficialmente, ya era asistente médico de un hospital de servicio independiente. Mi primer destino fue un dispensario que se encontraba al otro lado del río de la Academia Naval de Annapolis, Maryland. Me hicieron encargado de mi propio departamento de rayos X. El primer día, hice inventario y una inspección detallada. Encontré un problema muy grave: las instalaciones no cumplían las normativas básicas de seguridad contra la radiación. En el edificio no había plomo en ninguna parte como medida de protección.

Puesto que no teníamos pacientes y había nueve asistentes médicos trabajando (en los días que había más movimiento, con cuatro de nosotros bastaba para atender a los pacientes), empecé a aburrirme y a pasar tiempo con el equipo del *USS Alvin*, el primer sumergible de la armada para aguas profundas. Empecé a colaborar con las autoridades civiles de la zona entrenando a los servicios de emergencia, y luego impartí programas de seguridad y rescate, y realicé revisiones médicas. Fui a todos los servicios de las llamadas de emergencia, y en los dieciocho meses siguientes di clases de primeros auxilios y reanimación cardíaca a casi todos los bomberos y policías de los estados de Maryland y Delaware.

Cuando terminó mi servicio de dos años en la base naval, fui ascendido a suboficial de segunda clase. Ahora era un E-5 (un rango de las filas de alistados), y recibía órdenes del portaviones *USS John F. Kennedy*. Me trasladaron a lo que básicamente se podía considerar una ciudad flotante, con nada menos que cinco mil miembros de tripulación. Era el último lugar donde quería estar y lo que menos deseaba hacer. Me había acostumbrado demasiado a mi independencia, y embarcarme en la «Marina clásica» fue como una sentencia de cárcel.

Llamé a Washington y solicité que me enviaran a cualquier otro sitio, que me asignaran cualquier otra misión. «¿Cualquiera?», me repitió la persona que me respondió al teléfono. «Sí, señor. Cualquier cosa», respondí.

Y me asignaron a operaciones especiales: a la escuela de submarinismo para aguas profundas. Esta oferta vino acompañada de un sustancioso aumento (lo llamaron «retribución especial por servicio de riesgo»).

La combinación de conocimientos médicos, buceo de profundidad y entrenamiento en salvamento y rescate me convertirían en un miembro de un grupo de élite muy exclusivo, en una de las tradiciones más antiguas y orgullosas de la Marina: buzo médico y técnico de profundidad. Aprendería a soldar bajo el agua y a rescatar barcos, recibiría formación en demoliciones y tendría la oportunidad de hacer toda una serie de cosas que muy pocas personas tienen la posibilidad de hacer.

La persona que estaba al teléfono me hizo sentir que realmente no sabía dónde me estaba metiendo.

—¿Quieres un consejo —me preguntó.

—Claro —respondí.

—Tienes dos meses hasta empezar el programa. Más te vale empezar a ir corriendo siempre a todas partes y con cuarenta kilos de peso a tus espaldas, o de lo contrario no superarás las dos primeras semanas.

«¡Hum!... entrenamiento físico —pensé—. ¡Vale, estoy dispuesto a ello!»

En aquellos tiempos era el campeón de billar de la base y amigo del campeón de boxeo de la misma. Mi amigo me vino con una propuesta: yo le enseñaba a jugar al billar y él a mí a boxear.

Pensé que sería una gran forma de complementar mi entrenamiento físico y acepté. Las dos primeras sesiones me encantaron: aprendí algunas posturas y movimientos básicos, y a dar puñetazos al saco. No tenía ni idea de que había que aprender tantas cosas. Fue más o menos divertido, y un buen ejercicio. También me encantaron sus instrucciones sobre la respiración. ¡Cada puñetazo tenía un sonido respiratorio!

Luego vinieron las primeras sesiones sobre el *ring*. Y cada vez que me golpeaba, o incluso cuando solo fingía hacerlo, yo cerraba los ojos. Solo deseaba salir corriendo o acurrucarme como un bebé. Cada vez que me golpeaba en alguna parte, me movía instintivamente para proteger esa zona, para que así pudiera darme en otra zona desprotegida, o, simplemente, ¡me apartaba las manos y volvía a darme en el mismo sitio! Me decía que estaba indefenso y me lo estaba demostrando constantemente.

—¡Tienes miedo de que te golpeen! Has de conseguir que te guste, tío.

—¿Que me guste? ¿A qué te refieres? A nadie le gusta que le peguen.

—A mí. ¡A mí me encanta!

(Y era cierto. Le encantaba.)

Así todos los días, y durante un tiempo, no me parecía que hubiera hecho muy buen negocio con nuestro trato. Nos veíamos a la hora de comer y me vapuleaba durante una hora; luego, después de trabajar, jugábamos al billar. Pero llegó un momento en que me di cuenta de que lo que más me asustaba no eran los puñetazos, sino la intensidad, y empecé a observar que muchos de sus golpes, en realidad, no dolían. Eran intensos, impresionaban, aturdían más que dolían. Empecé a controlar mi respiración para evitar que fuera el aire el que me desequilibrara. También empecé a prestar más atención a su respiración y a ver cómo me ayudaba a sentir cosas respecto a él.

Mi miedo empezó a darme una tregua. Ya podía mantener los ojos abiertos, incluso cuando su enorme y grueso guante se estampaba contra mi cara. Empecé a sentir cuándo y qué era lo que estaba viniendo. Prestar atención me ayudó a saber qué era lo que iba a hacer mi adversario, interpretando la forma en que apoyaba los pies o el ángulo desde el cual pretendía llegar hasta mí. Empecé a sentir sus ritmos: uno, dos; uno, dos…, uno, dos, tres; uno, dos…, uno, dos, tres…

Un día, cuando me dirigía a pie al gimnasio, al otro lado de la calle, preparándome para otra paliza, me detuve a hacer unas cuantas respiraciones para prepararme y comprometerme. De pronto, tuve una experiencia extraordinaria, de claridad y conciencia, de haber accedido a un nuevo nivel de estar presente y despierto.

Respiré muy conscientemente y sentí que llegaba a cada una de las células de mi cuerpo. Esa respiración fue exquisita y me puso la carne de gallina. Volví a respirar del mismo modo y me sentí mejor que con la anterior. ¡Estaba exultante! Volví a respirar y sentí que mis emociones se convertían en un río de energía física que hizo que hasta los dedos de mis pies se estremecieran de placer.

Sentí el impulso de mirar hacia arriba y abrir los brazos al cielo. Y, mientras inspiraba, sentía como si estuviera absorbiendo el poder de Dios. Sentía la tierra bajo mis pies, amándome. Hasta los árboles, las nubes y los pájaros parecía que me amaran. Estaba envuelto en la gracia de Dios. Cada vez que respiraba, sentía más y más energía y vitalidad circulando a través de mí. Y seguí respirando, enlazando una respiración tras otra, sin hacer pausas.

Lo veía todo en tecnicolor; era como si mi conciencia se estuviera abriendo y expandiendo en cada respiración. Cuando miraba a mi alrededor, veía la energía en el aire: diminutas partículas de luz moviéndose, danzando y girando por todas partes. «¡Así que esto es lo que ven los gatos cuando parece que están mirando al vacío!», pensé.

Ese día se apoderó de mí un sentimiento muy especial, mientras cruzaba la calle para ir al *ring* de boxeo, y no me ha abandonado desde entonces. Muchas veces vuelvo a ese momento para recordar o reavivar quién soy o quién puedo llegar a ser. Y para ello, me basta con relajarme, concentrarme en mi respiración y sentir.

Cuando comenzamos a entrenar, ¡empecé a desear que me golpeara! Es difícil de explicar, pero estaba empezando a gustarme, me gustaban la energía y la intensidad. El dolor, si es ésta la única palabra que tenemos para ello, hacía que me sintiera más vivo. Mi amigo empezó a golpearme en el estómago más de lo habitual y en la zona baja de la caja torácica, en una secuencia rápida estilo metralleta, y descubrí que podía afrontar sus golpes con mi energía, o que podía absorberlos con mi respiración.

El ambiente comenzó a caldearse. Me di cuenta de que todo ese tiempo se había estado reprimiendo, por cortesía o por alguna otra razón, y ahora yo empezaba a descubrir lo duro que podía pegar ese chico. Sentí que él estaba disfrutando dando rienda suelta a sus impulsos violentos.

Hubo un momento en que su poderío me asustó. Me desestabilizó, me encontraba en un callejón sin salida, y sentí el impulso de acurrucarme o de salir corriendo. Pero, por el contrario, bajé el mentón, mordí mi protector dental, afiancé los pies en el suelo y me proyecté hacia delante. Descubrí que si me concentraba en el centro de su pecho, con una actitud abierta y sin oponer resistencia, podía verlo todo de él, desde la cabeza a los pies.

Cuando me veía venir un puñetazo, iba a su encuentro. Y empecé a planificar mi propio ataque, buscando objetivos y huecos. Decidí invitarle a acercarse. Le ofrecí deliberadamente un ángulo que sabía que le gustaba, sabiendo que aprovecharía la oportunidad para aplicar su estrategia favorita: un gancho de derecha en mi cabeza.

Sentí exactamente cuándo iba a asestármelo, y cuando lo hizo ni siquiera intenté bloquearle. Entonces, yo le sacudí desde abajo con un poderoso puñetazo de izquierda de cosecha propia, justo en el costado de sus costillas. Como se suele decir: le gané por anticipación.

Empleé el poder de mi respiración para dar ese golpe, y pude escuchar como si se hubiera roto un palo en el lodo; acto seguido, se desplomó como un saco de patatas. Me quedé impresionado. Tardó unos minutos en ponerse sobre una de sus rodillas. Ya me estaba sacando los guantes; sabía que le había hecho daño. Cuando le ayudé a ponerse en pie, no podía mantenerse derecho y le costaba respirar.

Fuimos al hospital y nos dijeron que le había roto un par de costillas, ¡y que una de ellas le había perforado un pulmón! Esa noche la pasé sentado junto a su cama y me sentí fatal. Y, aunque le dolía, insistió en abrazarme, y cuando lo hizo, me dijo: «¡Tío, eres un peligroso hijo de perra!» Ese día fue como si el presidente me hubiera dado la Medalla de Honor, y me sentí preparado para cualquier cosa. Me aportó el tipo de confianza que necesitaba para lo que me esperaba.

* * *

En el mundo del buceo de la Marina de la década de 1970, el lenguaje vulgar y despiadado y las actitudes abiertamente racistas y sexistas eran habituales. Todas las mañanas, mientras corríamos por la base cantábamos: «¡Come, muerde, folla, masca! Soy buzo de profundidad, ¿quién demonios eres tú?» Supuestamente, los buzos de profundidad eran los más duros del bloque, y para unos cuantos eso significaba hacer todo lo posible por buscar peleas. Y allí estaba yo, pacifista de corazón, participando en el primitivo juego de hacer de matón, que me gustaba y odiaba a un mismo tiempo.

Para ser aceptado en la escuela de submarinismo tienes que pasar una revisión médica y hacer una inmersión de bautizo. Entonces es cuando muchos descubren que tienen claustrofobia. Te ponen todo el equipo de buzo de profundidad —zapatos de plomo, cinturón de plomos, escafandra de latón y coraza— y te lanzan por la borda de la barcaza. Cuando me tocó a mí, acabé boca abajo anclado en el lodo del río Anacostia, con el agua filtrándose a través de mi traje y de mi escafandra.

Al principio, solo podía concentrarme en recuperar mi respiración. En cuanto lo conseguí, me encontré bien. Mi siguiente maniobra fue intentar darme la vuelta y enderezarme. Me reí al verme en esa situación, pensando en lo ridículo que debía parecer visto desde fuera. Fue divertido hasta que volvió a faltarme el aire; entonces me di cuenta de que tenía que aprender a regular mi válvula de control del aire y de expulsión de gases.

Una vez le hube pillado el tranquillo, me fijé en la oscuridad. Estaba totalmente oscuro, y, por alguna extraña razón, me gustaba. El mundo de la superficie, mi pasado: todo desapareció de pronto. Me sentí como en casa. Cuando conseguí subir por la escalerilla hasta la borda de la barcaza, estaba tan entusiasmado como agotado.

El entrenamiento físico y psicológico en la escuela médica de buzos de profundidad era muy intenso y los estudios eran extraordinariamente difíciles: física, química de la respiración, medicina subacuática, mezcla de gases, salvamento y rescate, lucha contra incendios, entrenamiento en demoliciones, todo ello unido a pasar mucho tiempo bajo el agua en la oscuridad, solo o con un compañero. Cada día me planteaba una aventura nueva. Algo que sí era predecible era el entrenamiento físico de la mañana. Siempre me supuso un esfuerzo. Nunca llegaron a gustarme esos ejercicios. Me resultaban aburridos y tediosos, por no hablar de lo agotadores que eran, pero me obligaba a soportarlos.

Una mañana hicimos una sesión con muchos más saltos de tijera, flexiones de brazos, dominadas en supinación y abdominales que de costumbre. Después de haber estado demasiado tiempo de juerga la noche anterior, me resultaban especialmente duros, y casi sentí alivio cuando empezamos a correr. Pero ese alivio no duró mucho. A los cinco kilómetros de nuestro recorrido de ocho, correr me parecía una tortura. Empecé a preguntarme si conseguiría llegar. Perseveré, y me sentí muy aliviado cuando conseguí llegar a la meta.

Pero mi alivio se transformó en desesperación cuando Young-blood, nuestro entrenador, ni siquiera redujo el ritmo al llegar a la señal de ocho kilómetros. De hecho, ¡aceleró el paso! Yo dudaba, sentía que iba más lento, y, si uno de los muchachos no me hubiera dado un empujoncito por detrás en ese momento, habría tirado la toalla. Eso fue una prueba, como descubrí más tarde, e, indudablemente, hubo algunos compañeros que no la superaron. Abandonaron o fueron expulsados de clase ese día. Y yo estuve a punto de ser uno de ellos.

Ese día fue Kane quien me salvó, uno de mis compañeros de buceo que se percató de que estaba bajando el ritmo y empezó a correr a mi lado para darme ánimos. Su apoyo moral y su presencia me ayudaron durante unos minutos, pero no fue suficiente. Mi cuerpo quería terminar; lo notaba pesado como si fuera plomo. Mi mente tampoco me estaba ayudando. Quería que escuchara a mi cuerpo y que abandonara. Pero, cuando estaba en la cumbre de mi desesperación, oí la voz de Kane que me gritaba: «Puedes conseguirlo. Respiremos juntos». Y así lo hicimos, él marcaba el ritmo: inspiraba durante tres pasos y espiraba durante otros tres, inspirar en tres pasos, espirar en tres pasos. Ese enfoque unidireccional en mi respiración fue mágico. Apartó mi atención de todo lo demás: de mi dolor, de mi cansancio y de mi diálogo mental negativo.

La energía llegaba sin saber de dónde, y cuando terminamos la carrera me encontraba tan solo a unos pasos de nuestro líder. Después nos hicieron hacer más flexiones de brazos, dominadas y abdominales. En esos momentos ya estaba dispuesto a hacer todo lo que me exigieran. Seguí con la respiración, movilizándola con una fuerza consciente y sincronizándola con los ejercicios repetitivos.

Al cabo de unos meses era oficialmente buzo médico y técnico de profundidad, y estaba en mejor forma que en toda mi vida. Treinta y siete comenzamos el curso y seis lo terminamos. Llevaba mi insignia de buzo con orgullo.

* * *

No es necesario ser buzo de profundidad o boxeador profesional para aplicar la conciencia de la respiración y la respiración consciente. Las lecciones que aprendí durante esos años me ayudaron en muchas otras situaciones, y también pueden ayudarte a ti a afrontar los retos específicos de tu vida. Por ejemplo, si te has de concentrar en algo, empieza haciéndolo en tu respiración. **Si has de controlarte (tu mente, tu cuerpo, emociones, tu postura o tu conducta), empieza por controlar tu respiración.**

Aprendí que cuando respiramos juntos, cuando sincronizamos nuestra respiración, nos conectamos sutilmente. Cuando respiramos juntos solemos tener pensamientos afines, reaccionamos al mismo tiempo y de la misma manera a las mismas cosas. Si respiras junto con tus seres queridos o con las personas con las que trabajas, empezarás a leer las mentes de los demás y os daréis energía mutuamente. Se estrechan vínculos. Mejoran las relaciones personales. El trabajo de equipo sube de nivel.

La lección que hemos de aprender es que, siempre que pensemos que estamos llegando a nuestro límite, hemos de ser conscientes de nuestra respiración y respirar conscientemente. Casi es como un truco mental: cuando te concentras en tu respiración, cuando respiras de manera consciente, no te estás centrando en lo que normalmente limitaría o controlaría tu pensamiento. Si te concentras en la respiración surge la posibilidad de que suceda algo nuevo, algo diferente.

Respirar juntos: formar equipo

Nuestra práctica individual puede alcanzar otros niveles cuando la realizamos en grupo. Cuando respiramos juntos compartiendo un propósito sincero o una visión común, podemos crear una conexión más profunda y generar una fuerza intuitiva extraordinariamente poderosa.

A lo largo de la historia, cuando reducidos y consolidados grupos de personas se preparaban para cambiar el mundo, o su pequeña parcela del mismo, formaban un círculo, se daban las manos o se agarraban de los brazos. Oraban, cantaban, bailaban o respiraban juntos en algún ritual. El simple acto de repetir un voto, recitar una oración o gritar juntos hacía que en esos momentos sincronizaran sus respiraciones.

¿Podría ser que la cohesión que sienten los grupos tuviera alguna relación con compartir la misma respiración? ¿Podría, en parte, ser la razón por la que las personas se sienten bien después de meditar, orar, cantar un himno o un mantra en voz alta en grupo? ¿O de que sientan más energía y confianza al moverse juntas, bailando o corriendo como una sola fuerza?

Todos los tipos de equipo (deportivos, de artistas, de negocios y finanzas, fuerzas militares y de seguridad, escuelas y familias ordinarias) pueden usar el poder de la respiración para unirse y estar más en sintonía entre ellos, haciendo causa común o compartiendo un propósito. Las personas que trabajan juntas, inician juntas una misión o, simplemente, quieren celebrar su conexión pueden usar la respiración de este modo: utilizando un patrón simple de dos-dos, inspirando y contando hasta dos, y espirando y contando hasta dos.

Respirar juntos puede tener beneficios que realmente nos aporten el éxito en la vida, en los negocios y en otras áreas, tanto para nosotros como para las personas con las que compartimos nuestra vida, nuestro trabajo y nuestro tiempo de ocio.

Cómo afecta a tu cuerpo el trabajo de respiración

¿Cómo entendemos la conexión entre controlar nuestra respiración y los poderosos efectos que esto produce? Un buen punto de partida es el sistema nervioso autónomo, que regula todas las funciones automáticas del cuerpo. También es el principal regulador de nuestro sistema de respuesta al estrés. El sistema nervioso autónomo está compuesto de dos partes que se contrarrestan: el sistema nervioso simpático (SNS) y el sistema parasimpático (SNP). El sistema simpático entra en acción cuando estamos en situaciones de estrés o afrontando un reto, o cuando tenemos que movilizarnos para conseguir algo que deseamos o evitar algo perjudicial.

Cuando ha pasado la dificultad o el peligro, se supone que el sistema simpático se relaja, mientras que su opuesto, el sistema parasimpático, entra en acción y empieza a contrarrestar los efectos de la respuesta de «lucha o huida». Por ejemplo, el sistema simpático acelera nuestro ritmo cardíaco y nuestra respiración, y el parasimpático hace justo lo contrario y activa nuestras funciones naturales de «descansar y digerir, restaurar y reparar». El sistema parasimpático restaura las reservas de energía y reduce la inflamación.

Pero lo que suele suceder es que el sistema simpático permanece muy activo, en lugar de volver a su estado inicial, mientras que el parasimpático trabaja menos de lo que debería, especialmente en las personas que padecen estrés o traumas crónicos. Entonces es cuando vemos que las personas reaccionan de maneras desproporcionadas e inadecuadas y tienen dificultad para relajarse o calmarse, se sienten inseguras y se ponen a la defensiva. Entonces ¿cómo puede la respiración ayudar a corregir este desequilibrio?

El doctor Richard P. Brown, profesor clínico adjunto de psiquiatría, en la Universidad de Columbia, ha utilizado una extensa variedad de técnicas de respiración durante los últimos cincuenta años, primero en las artes marciales, luego en la meditación zen y en el aikido (cuarto dan) y, posteriormente, como profesor de yoga, chi-kung y meditación. La doctora Patricia Gerbarg, licenciada en medicina por la Universidad de Harvard y el Instituto y Sociedad del Psicoanálisis de Boston, profesora clínica auxiliar de psiquiatría del Colegio Médico de Nueva York, comenzó a interesarse por la neuropsicología de las prácticas respiratorias hace unos quince años. Ella y el doctor Brown han investigado los efectos de prácticas específicas de respiración en la reducción de la actividad del sistema nervioso simpático (SNS) y la estimulación de la actividad del sistema nervioso periférico. Para obtener más información sobre su trabajo y sus publicaciones, puedes visitar www.breath-body-mind. com.[2]

Una de las claves de este rompecabezas se encuentra en el trabajo del neuroanatomista Stephen Porges, distinguido científico universitario del Instituto Kinsey de la Universidad de Indiana en Bloomington. El doctor Porges formuló la teoría polivagal, basándose en el descubrimiento de tres etapas evolutivas de nuestro

---

2. Richard P. Brown, y Patricia Gerbarg, *The Healing Power of Breath: Simple Techniques to Reduce Stress and Anxiety, Enhance Concentration, and Balance Your Emotions*, Boston, Massachusetts, Shambala Publications, 2012.

sistema autónomo, que nos ayudan a afrontar las exigencias de la vida.[3]

La mayoría de las vías del SNS recorren dos grandes nervios: los nervios vagos que salen del bulbo raquídeo, uno por cada lado, y descienden por todo el cuerpo, enviando sus ramificaciones a todos los órganos internos. Casi un 20% de estas vías envían mensajes del cerebro al cuerpo (eferente) para regular los órganos. Casi el 80% de las vías transmiten información desde el cuerpo hasta el cerebro (aferente), millones de bits de información cada milisegundo, que le dicen al cerebro lo que está sucediendo en el cuerpo. Nuestra percepción de esta información sensorial desde el interior del cuerpo se denomina interocepción. El doctor Brown y la doctora Gerbarg aplicaron los descubrimientos del doctor Porges para entender cómo actuaban los ejercicios respiratorios. Ellos nos explican que el sistema respiratorio posee millones de receptores: receptores químicos, receptores de presión y receptores de estiramiento. Cada vez que inspiramos y espiramos se activan receptores microscópicos de estiramiento en las paredes de millones de alvéolos (las cavidades que se llenan de aire dentro de los pulmones). Los estudios demuestran que, cuando cambiamos nuestro patrón respiratorio, cambiamos los mensajes interoceptivos que van del sistema respiratorio al cerebro.

¿Adónde va toda esta información y qué efecto tiene en el cerebro? El doctor Brown y la doctora Gerbarg han recopilado un buen número de pruebas, mediante la estimulación electrónica del nervio vagal, estudios del cerebro con sistemas de imagen y pruebas clínicas, que apoyan la teoría de que esta información llega a los centros del cerebro que procesan y regulan nuestras emociones, percepciones,

---

3. Stephen W. Porges, «The Polyvagal Theory: New Insights Into Adaptive Reactions of the Autonomic Nervous System», *Cleveland Clinic Journal of Medicine*, 76 Supl. 2, S86-90, 2009: http://www.ncbi.nlm.nih.gov/pmc/articles/PMC3108032/.

juicios, pensamientos y conductas. Coinciden con el doctor Porges y la doctora Sue Carter, directora del Instituto Kinsey y la profesora Rudy de biología en la Universidad de Indiana Bloomington, cuyos trabajos recientes indican que la actividad del sistema SNS vagal tiene importantes efectos en nuestras facultades de confiar, amar, conectar, vincular, intimar, comunicar emocionalmente y sentir empatía. Según la doctora Gerbarg: «Puesto que la respiración repercute tanto en nuestros pensamientos y sentimientos, nos proporciona una vía, a través de nuestros sistemas nerviosos, gracias a la cual podemos enviar mensajes para calmar nuestra mente, controlar nuestras reacciones defensivas exageradas y permitirnos sentirnos a salvo, cercanos, y amar y ser amados».[4]

El doctor Brown y la doctora Gerbarg, basándose en sus estudios de personas que padecen ansiedad, depresión y trastorno por estrés postraumático (TEPT), incluidos los supervivientes de grandes catástrofes, enseñan un tipo de respiración consciente denominada «respiración coherente»: respirar suave y naturalmente por la nariz con una frecuencia de cuatro respiraciones y media a seis por minuto, y utilizan el tono de una campana para acompasar la respiración. Además, añaden otras técnicas para reforzar y equilibrar el SNS y el SNP.[5]

El doctor Brown y la doctora Gerbarg y sus colaboradores formularon y probaron en equipo teorías sobre cómo se puede usar la respiración para aliviar el estrés, la ansiedad, la depresión y el TEPT, así como otros problemas médicos relacionados con el estrés, como la enfermedad inflamatoria intestinal. Uno de sus libros, *The Healing Power*

---

4. Doctora Patricia Gerbarg, conversación con el autor, el 11 de julio de 2016.

5. Richard P. Brown, Patricia L. Gerbarg y Fred Muench, «Breathing Practices for Treatment of Psychiatric and Stress-Related Medical Conditions», *The Psychiatric Clinics of North America* 36(1), pp. 121-140, 2013: https://www.researchgate.net/publication/236089528_Breathing_Practices_for_Treatment_of_Psychiatric_and_Stress-Related_Medical_Conditions.

of the Breath, incluye un CD para ayudar al lector a realizar las prácticas respiratorias.[6]

Cuando aceleramos o lentificamos nuestra respiración estamos activando las respuestas simpáticas y parasimpáticas. (Cualquier tipo de respiración, no solo la «diafragmática», afecta a los nervios vagales.) Al controlar nuestra respiración podemos influir voluntariamente en el cerebro y en el sistema nervioso autónomo y, literalmente, cambiar nuestro estado cuerpo-mente. **Al cambiar el patrón de la respiración, cambiamos el patrón de la información que se envía al cerebro.** Es decir, la frecuencia, la rapidez y la cantidad de aire que entra en tus pulmones afecta directamente al cerebro y a su funcionamiento.

La respiración afecta a cada órgano, sistema y función del cuerpo. Cada estado fisiológico, psicológico y emocional tiene su correspondiente patrón respiratorio. Cuando cambias uno, cambia el otro. Por consiguiente, las técnicas de respiración consciente tienen el potencial de transformar tu calidad de vida, en todos los niveles y en tu vida cotidiana.

Cuando nos concentramos en una tarea difícil, cuando tenemos muchas cosas en la mente, cuando estamos preocupados por nuestros hijos, la escuela, el dinero o unos padres que se van haciendo mayores, estamos actuando desde la zona simpática. Nuestro cuerpo genera más radicales libres y somos incapaces de relajarnos o de sentirnos próximos y cariñosos. También solemos juzgar sin pensar y tenemos una actitud más reactiva, somos menos flexibles, estamos menos relajados y nos falta creatividad.

La respiración consciente puede equilibrar y contrarrestar todo esto. El trabajo de respiración puede convertirse en una alternativa natural y

---

6. Richard P. Brown y Patricia Gerbarg, *The Healing Power of the Breath: Simple Techniques to Reduce Stress and Anxiety, Enhance Concentration, and Balance Your Emotions*, Boston, Massachusetts, Shambala Publications, 2012.

poderosa o en un complemento para tratar el estrés postraumático, los trastornos de ansiedad y muchas otras patologías.

El ritmo cardíaco y la longevidad

La respiración consciente puede aumentar la variabilidad del ritmo cardíaco, lo cual mejora una serie de síntomas como el estrés, la ansiedad, las enfermedades cardiovasculares, la fatiga, la obesidad, la depresión y el envejecimiento.

El doctor David O'Hare ejerce la medicina general desde hace más de treinta años. Se licenció en la Facultad de Medicina de Marsella, Francia, y también tiene un posgrado en terapia cognitiva y conductista. Practica e investiga la relación entre la variabilidad del ritmo cardíaco y la respiración desde 1977.

La variabilidad del ritmo cardíaco (VRC) se refiere a la tendencia natural del corazón a acelerarse y a ralentizarse en cada respiración. Un VRC alto es un signo de un corazón sano y un indicador de bienestar general. Hay muchos investigadores, como el doctor O'Hare, que investigan y dan a conocer al mundo este fenómeno.

Se sabe que los yoguis y los monjes taoístas, entre otros, controlan varios de los procesos fisiológicos corporales denominados involuntarios: ritmo cardíaco, estados cerebrales, etcétera. El doctor O'Hare enseña una práctica de respiración muy sencilla y específica, que permite a todas las personas tener más control sobre su salud y empezar a desarrollar algunas de sus mismas habilidades. El título de su libro es *Heart Coherence 365,* donde describe la fórmula práctica y sus beneficios.

El doctor O'Hare explica: «Cuando respiramos, el corazón se acelera. Es un mecanismo complejo, que está relacionado con la inhibición del sistema nervioso parasimpático (el freno). Es como levantar el pie del pedal del freno cuesta abajo, el coche se acelera. Cuando espiramos, el corazón va más lento, es como volver a pisar el freno cuesta abajo; el coche va más lento».[7]

¡La respiración nos brinda la oportunidad de piratear nuestro cerebro y sistema nervioso!

La VRC alta está vinculada con la longevidad y es inversamente proporcional al estrés. A más estrés, menos se acelera el corazón y se ralentiza en cada respiración. A menor estrés, mayor es la gama de VRC. Cuando estás en la zona, se encuentra en la variabilidad cumbre u óptima.

Hay varios factores que reducen la VRC: envejecimiento, enfermedades crónicas como la diabetes, enfermedades cardiovasculares, cáncer, obesidad, estrés, ansiedad, depresión, tabaquismo, insomnio y falta de ejercicio.

Normalmente, medimos el ritmo cardíaco en latidos por minuto y damos por sentado que un ritmo regular y estable es bueno. ¡De hecho, un ritmo regular y estable es lo que menos nos conviene! Cuando medimos el ritmo cardíaco en milisegundos, nos damos cuenta de que el tiempo transcurrido entre dos latidos nunca es idéntico.

Imaginemos una jugadora de tenis que está esperando el saque de su oponente. No adopta una posición fija, ni se mueve en una dirección predecible o de manera mecánica y repetitiva. Se mueve continuamente, salta, cambia el peso de un pie a otro indistintamente. Así es cómo permanece preparada y es capaz de responder en cualquier dirección, en cualquier momento, a cualquier cosa que se cruce en su camino.

Un corazón sano siempre puede adaptarse al entorno interno y externo. ¡Un ritmo cardíaco saludable es irregular! Es resiliente, tiene capacidad de respuesta y se adapta a cada momento. Está

---

7. David O'Hare, *Heart coherence 365: A Guide to Long Lasting Heart Coherence*, Thierry Souccar Publishing, Francia, 2014, Kindle, pp. 301-304.

vivo. No te preocupes, ni te pongas nervioso, si notas que se te acelera el corazón o que late más lento. Está haciendo su trabajo para servirte.

La respiración de ritmo lento aumenta la VRC, ayuda al corazón y mejora la resiliencia al estrés. La lección que vas a aprender aquí es a respirar seis veces por minuto. Cuando lo consigas, se producirá un interesante fenómeno denominado «resonancia cardíaca» en tan solo cinco minutos.

La coherencia cardíaca se refiere a las continuas fluctuaciones del ritmo cardíaco. Se relaciona con el estado de ánimo positivo (un sentimiento de equilibrio interior y de estar centrado), con estar alerta pero relajado, energizado pero calmado. Hay varias formas para lograr la coherencia cardíaca. Existen métodos cognitivos como la visualización, y prácticas como el taichi, el yoga, hacer ejercicio regularmente y la meditación que también lo aceleran. Cuando imaginamos o recordamos un acontecimiento agradable o una experiencia maravillosa, el corazón tiende hacia la coherencia.

Puedes crear coherencia cardíaca utilizando métodos emocionales, como cuando generas sentimientos de amor, afecto, compasión, buena voluntad y gratitud. También puedes usar métodos de evocación, como repetir afirmaciones, declaraciones verbales positivas, oraciones, mantras, etcétera.

Sin embargo, indudablemente, la forma más rápida y eficaz de garantizar la coherencia cardíaca es a través de la respiración consciente. La coherencia cardíaca es óptima cuando se logra una frecuencia resonante de cuatro respiraciones y media a seis por minuto. Es decir, cuando respiras a un ritmo de cuatro respiraciones y media a seis por minuto, provocas la coherencia cardíaca.

Los estudios demuestran beneficios con tan solo cinco minutos de respiración acompasada a un ritmo de seis respiraciones por minuto, tres veces al día. ¡Puedes reducir tu ritmo cardíaco, tu presión sanguínea y tus niveles de cortisol (la hormona del estrés) hasta un 20%!

Seis respiraciones por minuto equivalen a inspirar en cinco segundos y espirar en otros cinco. Cuando respiras de esta manera, empiezas a controlar tu sistema nervioso autónomo e influyes en tu fisiología de una manera muy positiva. Entre los beneficios se incluyen la reducción de los niveles de cortisol y el aumento de la oxitocina, dopamina y serotonina, así como el aumento de las ondas alfa del cerebro. Todos estos beneficios se producen en tan solo cinco minutos y pueden durar hasta cuatro horas o más. ¡No está mal, por practicar una sencilla técnica respiratoria durante cinco minutos!

Existe un «pero»: tu práctica de respiración solo es efectiva cuando la realizas a diario, como ducharte o lavarte los dientes. Esto es lo que produce los beneficios permanentes y regulares, y es como mejoramos nuestros niveles de *fitness* y rendimiento, sin olvidar que mejora la salud cardíaca y la longevidad.

Después de siete a diez días de práctica se pueden medir los beneficios, que no serán pocos y que durarán hasta que dejes de practicarla. Pero ¿por qué habrías de hacerlo? Cuando la conviertes en una práctica regular, los beneficios no dejan de acumularse. Entonces ¿por qué no empiezas hoy?

RESPIRA AHORA:
PRÁCTICA PARA LA VARIABILIDAD DEL RITMO CARDÍACO

Tres veces al día.
Seis respiraciones por minuto.
Cinco minutos de práctica.

Inspira y espira en cinco segundos cada vez. Entre la inspiración y la espiración se produce una pausa imperceptible. Así, crearás coherencia y resonancia cardíaca. (Véase *Recordatorios de la variabilidad del ritmo cardíaco* en la página 58, para aclarar estos términos.)

Siéntate con la espalda recta y firme, pero relajada y cómoda. Es más fácil respirar a fondo y libremente, y crear coherencia cardíaca, cuando estás sentado o de pie con la espalda erguida.

Antes de cada sesión piensa un propósito. Exprésalo como una afirmación, una aserción, una orden o una oración. Por ejemplo: «¡Estoy reforzando mi capacidad de supervivencia y viviré hasta los ciento cinco años!» o «¡Cada respiración consciente me hace más fuerte y sano y me da más vida!»

Inspira durante cinco segundos: respira por la nariz, concéntrate en enviar la respiración a la zona inferior de tu abdomen. (Puedes respirar por la boca si te sientes más cómodo o te parece más interesante o agradable.)

Espira en cinco segundos: por la nariz o por los labios semicerrados, como si estuvieras soplando a través de una cañita para hacer burbujas en tu bebida, o bien, haciendo el sonido *chsss*. A algunas personas les gusta emitir un zumbido al espirar. También funciona muy bien. Haz lo que te ayude a sentirte cómodo o te resulte agradable.

Sé plenamente consciente de cada respiración cuando la realices. Concéntrate por completo en las sensaciones sutiles que genera la respiración. No se trata de pensar, sino de sentir. Así es cómo accedemos a nuestro sistema autónomo inconsciente y asumimos el control de las llamadas funciones involuntarias.

Haz tu primera práctica de cinco minutos nada más levantarte de la cama por la mañana, antes de hacer ninguna otra cosa (salvo, quizás, ir al retrete). Haz tu primera sesión antes de tomar café o de desayunar. Es la sesión más importante del día. Dale prioridad.

Haz la segunda sesión de cinco minutos, al cabo de cuatro horas, antes de comer. Esta sesión de mediodía elimina el estrés y reequilibra el sistema nervioso, después de una mañana agobiante. También prepara tu sistema para la digestión y te ayuda a evitar la somnolencia de después de comer.

La tercera sesión será al final de tu día laboral, quizás en el coche cuando llegues a casa o antes de empezar con tus actividades vespertinas. Practica seis respiraciones por minuto, durante cinco minutos, para que te ayude a cambiar del modo trabajo al modo vida familiar. En los días especialmente largos y ajetreados puedes añadir una sesión más una hora antes de irte a dormir; por ejemplo, a las diez si te acuestas a las once de la noche.

Recuerda la fórmula para respirar con una frecuencia resonante:

Tres veces al día.

Seis respiraciones por minuto.

Cinco minutos de práctica.

Para reforzar la señal de la respiración, concéntrate en el corazón. Incluso puedes poner tus manos sobre tu corazón. Concéntrate en las emociones positivas, en imágenes bonitas y en propósitos poderosos.

Utiliza el sonido *chsss* al espirar o cierra los labios como si estuvieras soplando por una cañita para hacer burbujas en tu bebida.

Practica uno o dos minutos antes de una reunión o actividad importante, para calmarte, concentrarte y prepararte fisiológicamente. Hazlo cuando estés alterado emocionalmente o te sientas ofendido.

Respirar con una frecuencia resonante no solo te ayuda a ti, sino que también influye en los corazones de las personas que están a tu alrededor. Haz esta práctica cuando tus hijos estén muy excitados. Pruébala cuando llore tu bebé o cuando tu pareja esté enfadada, disgustada o sufriendo.

Recordatorios de la variabilidad del ritmo cardíaco

1. La variabilidad del ritmo cardíaco (VRC) es la habilidad del corazón de acelerarse y decelerarse de acuerdo con los cambios de tu entorno interno y externo. La gama de variabilidad refleja tu capacidad de adaptarte y manejar el cambio.

2. El caos cardíaco es el estado natural de la curva del VRC. El corazón se acelera y decelera a medida que se va adaptando, momento a momento, a nuestras circunstancias internas y externas.

3. La coherencia cardíaca es un estado específico de variabilidad del ritmo cardíaco aumentada, inducida por una respiración acompasada. Representa la armonía y el equilibrio interior, cuya consecuencia son los múltiples efectos benéficos para la salud y el bienestar.

4. La resonancia cardíaca es un estado específico de coherencia cardíaca que se logra cuando respiramos consciente y profundamente con una frecuencia de seis veces por minuto.

Para más información sobre el programa del doctor O'Hare, puedes visitar: http://justbreathe365.com/.

Iceman: la energía y la estimulación del sistema inmunitario

La técnica de la respiración de Iceman estimulará poderosamente tus niveles de energía y reforzará tu sistema inmunitario. Mejorará tu concentración, tu circulación, y tu estado de ánimo y elevará tu nivel de rendimiento.

Ha escalado el Everest y el Kilimanjaro en ropa interior, ha corrido maratones en mesetas desérticas, sin agua ni comida. Cuenta con veinte récords Guinness mundiales. Se llama Wim Hof.

Se le conoce como «Iceman» ('Hombre de Hielo') porque le encanta el frío extremo: se ha dejado enterrar hasta el cuello en hielo durante casi dos horas, que hizo que la temperatura de su piel descendiera casi hasta la congelación, pero sin que su temperatura corporal variara lo más mínimo; en realidad, puede conseguir elevarla un grado. Además de su capacidad para soportar temperaturas extremas, bajo condiciones creadas en laboratorio, se ha dejado inyectar endotoxinas, unas bacterias del tipo de la gripe, sin que tuviera ningún síntoma de enfermedad. En resumen, puede controlar su sistema inmunitario y su sistema nervioso autónomo, y enseña a otros a hacer lo mismo.

¿Cómo lo consigue? ¡Con el trabajo de respiración, por supuesto! Wim medita y practica yoga, y su método conlleva el entrenamiento de la exposición gradual al frío. Gracias a la combinación de todas estas técnicas, ha aprendido a superar condiciones extremas y a recargar al máximo su sistema inmunitario.

Su método básico implica alternar entre la respiración profunda y la retención del aliento, una práctica sencilla pero muy potente. Con concentración y voluntad, tú también puedes aprender a controlar tu sistema inmunitario y tu sistema nervioso autónomo para aumentar tus niveles de energía, mejorar tu concentración y enfoque, dormir mejor, adoptar un estado de ánimo más positivo y subir tu nivel de rendimiento.

Aquí tienes una de las técnicas de respiración básicas de Wim:

1. Haz unas cuantas respiraciones suaves, profundas, lentas y largas para concentrarte, relajarte y prepararte.

2. Haz treinta o cuarenta inspiraciones profundas y completas y espira sin forzar. (Inspira por la nariz y espira por la boca, o inspira y espira por la boca.)

3. Haz una respiración larga y profunda más, expulsa el aire y retén la respiración (no inspires). Cuando sientas un fuerte deseo de inspirar o tu diafragma empiece a palpitar, inspira pro-

fundamente y retén el aliento de diez a quince segundos, suelta el aire, espira y relaja. ¡Ya está! Haz tres rondas de este ejercicio, de dos a tres veces al día. No lo fuerces. Al cabo de unas pocas semanas, notarás que ha aumentado espectacularmente tu capacidad respiratoria y tu facilidad para respirar, podrás retener el aliento sin esfuerzo y durante más rato y empezarás a observar muchas mejorías en tu salud y en tu rendimiento, te lo garantizo.

Como práctica avanzada o experimento atlético, puedes hacer flexiones de brazos, sentadillas o algún otro ejercicio repetitivo mientras retienes el aliento en la tercera ronda. La mayoría de las personas se sorprenden cuando se dan cuenta de que, durante esa fase final de retención del aliento, pueden hacer más repeticiones de lo habitual.

Otro aspecto importante del método de Wim es el de la exposición gradual al frío, y ha llevado su fascinación por el frío a extremos increíbles. A los principiantes, les aconseja que, simplemente, se den una ducha de agua fría cada mañana. O, si necesitas ir más despacio, dúchate primero con agua tibia y termina aclarándote con agua fría durante aproximadamente un minuto.

Conoce más sobre Wim y su trabajo, visitando: www.wimhofmethod.com/justbreathe.

Algunos hechos sobre la hiperventilación

La hiperventilación, denominada también «ventilación pulmonar excesiva», se puede aprender o producirse como acto reflejo. Irónicamente, puede dejarte sin aliento.

Cuando la hiperventilación se produce como un acto reflejo o espontáneamente y se descontrola, puede provocar pánico o ansiedad.

También puede suceder lo contrario, que la ansiedad o el pánico desencadenen una hiperventilación. Cuando hiperventilamos expulsamos demasiado dióxido de carbono (CO_2). En los fluidos corporales, como la sangre, el dióxido de carbono forma ácido carbónico, que literalmente regula el equilibrio del ácido-base en cada respiración. Por lo tanto, una respiración disfuncional puede alterar rápidamente tu equilibrio de ácido-base, que conllevará la alcalosis respiratoria, un aumento no deseado del pH del plasma sanguíneo sangre. Esto puede producir síntomas como cosquilleo o entumecimiento de los labios, espasmos musculares en las manos y en los pies, eructos y dolor en el pecho. La hiperventilación también puede reducir radicalmente el aporte de sangre al cerebro, provocando síntomas como dolor de cabeza, confusión, debilidad, mareo, agitación, palpitaciones, desmayo e incluso ataques.

Paradójicamente, en el trabajo de respiración, la hiperventilación se aprende y se realiza adrede, y puede ser una forma eficaz de superar los miedos profundos y de transformar las emociones, especialmente, sentimientos de limitación, bloqueos y antiguos traumas. Bien utilizada, es un método de purificación espiritual y una poderosa práctica curativa y creativa. La utilización consciente de la hiperventilación en el entrenamiento respiratorio nos ayuda a desarrollar nuestra capacidad para relajarnos cuando experimentamos sentimientos desagradables y a superar barreras fisiológicas, emocionales y psicológicas.

El superhumano: la retención de la respiración y el trastorno de estrés postraumático (TEPT)

Las técnicas de trabajo de respiración que encontrarás aquí aumentarán tus niveles de energía y mejorarán tu capacidad de relajación, concentración y tu sueño. Si padeces estrés crónico, depresión o, concretamente, TEPT, es una gran práctica complementaria para integrar en tu programa de cuidado de tu salud.

El danés Stig Severinsen es un yogui moderno. Practica apnea (buceo libre) y ostenta una serie de récords mundiales. Entre ellos, la inmersión más larga bajo el hielo (76 metros) y la apnea más larga bajo el agua (22 minutos). Es un atleta de deporte extremo, que, además, tiene sendos doctorados en biología y medicina. Muchas personas han llegado a conocerlo a través del documental emitido por Discovery Channel *Stig Severinsen: The Man Who Doesn't Breath* ['Stig Severinsen: el hombre que no respira']. Ha sido elegido «Superhumano final» en el *Superhuman Showdown*. Stig cree que la respiración es el vínculo entre el cuerpo y la mente, mediante el cual podemos controlar nuestra respuesta al estrés. Le encanta desafiar los dogmas científicos y siente pasión por poner a prueba los límites del potencial humano.

Para él, el trabajo de respiración es un arte. Y nos dice que, como en cualquier arte, hemos de dedicar el tiempo y la práctica necesarios para conseguir grandes resultados. Para él, el primer paso es la conciencia: «Haz una pausa y medita sobre tu respiración. Concéntrate en tu respiración. Escucha la respiración».

Para Stig el trabajo de respiración es una disciplina espiritual. Dice que el trabajo de respiración es una forma de entrenar nuestra intuición y de sintonizar con nuestro corazón: despierta nuestra habilidad para captar la energía de otras personas e incluso conduce al despertar y al desarrollo de facultades psíquicas. Dice que nos permite expandir la mente y «disolver el tiempo». (¡Esto es muy útil cuando estás bajo el agua durante más de veinte minutos, reteniendo la respiración!)

Hace hincapié en que reconozcamos el hecho de que somos seres que respiran y que lo experimentemos en profundidad y con detalle. «Respirar es una constante en la vida —nos dice—. La respiración que entra y la que sale. Hemos de explorar y experimentar todos los aspectos y niveles de este extraordinario proceso: fisiológico, energético y espiritual.

»El trabajo de respiración es una forma de reencontrarte contigo mismo, de desafiarte a ti mismo. Es una manera de aplicar conceptos de élite a nuestras actividades ordinarias, una forma de reconectar el sistema nervioso y de cambiar nuestra forma de pensar.»

Para Stig, el trabajo de respiración es una manera de «encontrarte realmente contigo mismo y descubrir de qué estás hecho; una forma de poner en práctica el hecho de amarte y de aceptarte a ti mismo y tu vida, exactamente tal como eres». Y también es una forma de «redefinir quién eres y lo que puedes llegar a hacer».

«Cuando expandes tu respiración —dice Stig— empiezas a pensar más a lo grande, a tener aspiraciones y metas.» De acuerdo con su experiencia, cuando incrementamos nuestra conciencia de la respiración despertamos un nivel de conciencia totalmente nuevo.

Stig relaciona la respiración con la conexión y la comunicación entre la mente y el cuerpo, la mente consciente y la subconsciente, y las neuronas del cerebro; también le apasiona comunicarse y conectar con la naturaleza. Considera necesario que despertemos a nuestra relación simbiótica con el planeta, con los árboles y los animales, con los arroyos y los ríos; y ha aprendido que la respiración es una forma de conseguirlo.

Enseña a meditar a las personas, a que se abran y se expandan conscientemente en el mundo, en el cosmos, y que luego regresen a sí mismos, a sus cuerpos, y utilicen esa energía espiritual para cargar baterías. Él cree que, cuando se producen los denominados milagros o actos sobrehumanos, es solo la naturaleza ejerciendo su función.

Stig enseña a respirar conscientemente por la nariz. «Así es cómo le decimos a nuestro cerebro que estamos respirando —dice—. Cuando inspires, imagina que estás inhalando la deliciosa fragancia de tu flor favorita.» También enseña muchas técnicas de pranayama, como *ujjayi* (también conocida como «respiración oceánica» y «respiración de resistencia»). Ésta se realiza cerrando parcialmente la garganta para emitir un sonido interno. (Pranayama es la ciencia hinduista de la respiración.)

Otra de las técnicas que enseña es *kapalabhati*, en la que contraes fuertemente el abdomen al espirar, con los brazos alzados. *Bhastrika*, conocida también como la «respiración del guerrero», es una variante de *kapalabhati*. Elevas los brazos hacia el cielo al inspirar y tiras de ellos con fuerza hacia las costillas inferiores al espirar, a la vez que emites el sonido *ahhh* desde el abdomen.

Stig nos aconseja practicar la conciencia de la respiración y la respiración consciente durante el día: cuando estás en el metro, en el coche, cuando revisas tu correo electrónico. Recomienda realizar un 50% del trabajo en el agua (retener la respiración bajo el agua) y un 50% de trabajo de respiración (ejercicios respiratorios). Siempre hace hincapié en que no hagamos el trabajo bajo el agua solos, que vayamos acompañados.

Trabajo de respiración y TEPT

Una de las razones por las que admiro tanto a Stig es porque se dedica sinceramente a ayudar a la gente a superar el TEPT. Cuando dispone de tiempo, ofrece sus servicios para ayudar a los veteranos y a otras personas. Es famoso por reservar habitaciones en hoteles buenos y pagar la comida, el alojamiento e incluso el transporte (todo de su bolsillo) para ayudar a personas con TEPT grave y darles formación gratuita.

Su enfoque es único. Lo llama «meditación bajo el agua» y, como cabía esperar, conlleva la práctica de retener la respiración. «Cuando retienes la respiración bajo el agua no puedes engañar. ¡No puedes fingirlo!» Para él, es una forma de ponerse a prueba, y también de reencontrarse a sí mismo durante el proceso. Anima a las personas a que revisen sus traumas de otro modo, que los vean como un reto para sacar lo mejor de sí mismas.

Es sincero y directo, y hace de *coach* a sus clientes para que sean como él. «¡Tienes que hacerte responsable de ti mismo, de tus pensamientos y tus sentimientos, y dejar de pagar a los seguros médicos para que sigan manteniéndote enfermo!»

Stig dice que el primer paso para superar los traumas y los dramas es cambiar de visión. «Cuanto más piensas en ello, más lo experimentas. Cambia tu forma de verlo. Si cambias tu historia, cambiarás tu futuro. Dite que eres feliz. Decide estar mejor, empezando ahora mismo. No es necesario que te concentres en los traumas; concéntrate en la respiración.»

El trabajo de respiración nos enseña a reconocer las oportunidades cuando surgen y a saber aprovecharlas. Nos permite concentrarnos en nuestros recursos positivos internos y en las habilidades naturales que todos tenemos, y a utilizarlos. Al principio, siempre les dice a sus alumnos: «Ponlo todo en cada respiración: conciencia, pasión, entusiasmo, concentración, determinación, amor y el sufrimiento... Y muéstrate dispuesto a ir más allá de todo eso».

Me he basado en mi propia experiencia y en lo que he aprendido de Stig para resumir la manera en que la práctica del trabajo de respiración y de la retención del aliento nos pueden ayudar a superar el TEPT: cuando retienes la respiración o hiperventilas durante un buen rato, propicias que salgan a la luz algunas de las emociones y los impulsos más fuertes, como el miedo, la ansiedad, la duda y los pensamientos negativos y limitados, y tienes la oportunidad de hacer algo con ellos. Al relajarte con esas emociones y sentirte cómodo con ellas, estás trabajando tu estrés y disolviendo tu ansiedad. Al sacar a la luz estos sentimientos y estas reacciones naturales y trabajar con ellos voluntariamente, descubres que, cuando se presentan en tu vida cotidiana, puedes manejarlos.

Puede que no padezcas TEPT, pero la destreza de «relajarte cuando quieras» y superar o eliminar el estrés y la ansiedad, de conquistar el miedo y la negatividad, es buena para cualquiera. El autocontrol y la autoconfianza que aporta dominar la respiración ayuda por igual a padres de familia, taxistas, atletas, terapeutas, cirujanos, ejecutivos del mundo de la publicidad, policías y maestros de escuela. Ayuda a discapacitados, a niños y a cualquier persona enferma.

Una de las técnicas principales que Stig recomienda a todo el mundo es practicar la sencilla secuencia de uno por dos. Es decir, espirar en el doble de tiempo que inspiras. Si inspiras en dos segundos, espiras en cuatro. Si inspiras en cuatro, espiras en ocho.

Inspira en un tiempo que te resulte cómodo y espira en el doble de tiempo. Es muy sencillo. Concéntrate y adapta el tiempo sobre la marcha, quizá más rápido o más rato. Basta con que te asegures de que espiras en el doble de tiempo que inspiras. Practícala ahora y repítela durante unos minutos a lo largo del día.

El arte de retener la respiración

No cabe duda de que retener la respiración es una práctica avanzada, a pesar de que la mayoría de nosotros, cuando éramos pequeños, hayamos competido para ver quién podía estar más tiempo sin respirar y, probablemente, también estuvimos tentados de hacer lo mismo bajo el agua.

El valor terapéutico de retener la respiración es extraordinariamente polifacético. Cuando retienes el aire durante un rato, descubres que has de afrontar sentimientos, sensaciones, reacciones e impulsos muy fuertes: biológicos, químicos, emocionales y psicológicos. Cuando estamos explorando estas reacciones, aprendiendo a relajarnos con ellas o a tolerarlas, se pueden producir verdaderos progresos y curaciones permanentes con mucha rapidez. Las fuerzas internas que se apoderan de nosotros, a pesar de nuestra voluntad consciente o de nuestra intención, pueden darnos una lección de humildad, y pueden ser muy valiosas en cuanto a que pueden ayudarnos a superar aspectos que erróneamente creíamos que escapaban a nuestro control.

Un pequeño consejo respecto a la retención de la respiración es retenerla mientras puedas, al menos hasta que tu diafragma empiece a palpitar o a tener espasmos. Y, a partir de ese momento, todavía uno o dos segundos más. Las investigaciones han demostrado que el cerebro recibe el 300% más de sangre durante casi treinta minutos, después de haber retenido la respiración un buen rato. Según parece, es la forma que tiene el cerebro de compensar o equilibrar después de una situación de emergencia (la falta de oxígeno) que has creado reteniendo el aliento.

Existen muchas maneras de retener la respiración. Por ejemplo, puedes retener la respiración con los pulmones llenos o vacíos. Puedes retener la respiración después de haber inspirado profundo, o después de haber expulsado el aire por completo. También puedes retenerla en un punto medio, en un punto neutro del ciclo respiratorio. Puedes retener la respiración cerrando la boca y pellizcándote la nariz, cerrando la garganta, usando tus músculos abdominales o pectorales o controlando tu diafragma. Puedes retener la respiración utilizando un solo músculo o un grupo muscular, o puedes repartir el trabajo entre todos los músculos del cuerpo. Puedes incluso aprender a retenerla sin realizar esfuerzo muscular alguno.

La retención de la respiración de la que estamos hablando aquí no es para practicar la apnea. Ésa es una forma de submarinismo que se basa en la capacidad del submarinista para retener su respiración, hasta que vuelve a subir a la superficie, en lugar de confiar en algún dispositivo para respirar como el equipamiento de submarinismo. Si te interesa el buceo libre, te aconsejo que te entrenes con un profesional como Stig Severinsen.

RESPIRA AHORA:
CÓMO RETENER LA RESPIRACIÓN

Retenerla. ¿Cómo? ¿Qué músculos has de usar? ¿Qué sientes cuando retienes la respiración? ¿Dónde has de sentirla? ¿Durante cuánto rato has de retenerla? Te aconsejo que practiques la retención de la respiración relajándote. Relájate todo lo que puedas mientras retienes la respiración. No hagas ningún esfuerzo o actividad muscular innecesaria.

Si te tomas en serio lo de explorar la retención de la respiración, te recomiendo que te organices la práctica. No la inicies sin planificarla o de una manera informal. Siéntate tranquilamente a programar la práctica durante varias semanas y anota tus progresos en tu diario.

Hay tres puntos importantes en esta práctica:

1. Practica retener la respiración con los pulmones vacíos, después de haber espirado. Inspira normalmente, espira y no vuelvas a inspirar. Retén la respiración. Utiliza un reloj de pulsera o de mesa y empieza la práctica haciendo estas lecturas:

    Anota cuándo sientes el primer impulso claro, aunque sutil, de respirar. Anota el tiempo. A eso lo llamamos «pausa confortable».

    Anota cuándo sientes un impulso fuerte, aunque soportable, de respirar. Anota el tiempo. A eso lo llamamos «pausa controlada».

    Retén la respiración hasta que sientas un impulso de respirar casi incontrolable. Anota el tiempo. A eso lo llamamos «pausa máxima».

Cuando practiques estarás trabajando con la primera lectura: la pausa confortable después de la espiración. Ésa es la pausa que tienes que alargar: la retención de la respiración después de espirar. Dicho de otro modo, estás posponiendo la inspiración.

2. Cuando hayas terminado la pausa, debes poder retomar tu respiración normal. Si necesitas una respiración de recuperación, significa que te has excedido en la pausa confortable. Si has de inspirar profundo para recuperarte, quiere decir que no estás trabajando con esa primera lectura. Practica ser más consciente. Sintoniza con tus sentimientos y sensaciones sutiles. Aborda la práctica con más cuidado. Practica la retención dejando pasar un poco de tiempo y respirando libremente entre cada intento. Practica durante diez o veinte minutos, dos o tres veces al día.

3. Alarga tu pausa confortable tan solo unos dos o tres segundos, cada dos o tres días. Se trata de hacerlo muy gradualmente, para que tu sistema pueda tolerar sin problemas los altos niveles de CO_2. Eso significa que te estás relajando con la sensación de falta de aire, y que estás aprendiendo gradualmente a tolerarla. Forzarte a ignorar temporalmente o a luchar contra el impulso de respirar no te aportará muchos beneficios a largo plazo.

Revisa de vez en cuando el tiempo de tu pausa máxima. Observarás que ha aumentado notablemente de manera automática. Y si te haces una prueba después de haber inspirado, que es lo que hacen la mayoría de las personas, ¡te sorprenderás ante tu recién descubierta habilidad natural!

Algunos ejercicios o técnicas del trabajo de respiración requieren que retengas la respiración con los pulmones llenos. Cuando practiques retener la respiración en ese punto, procura no bloquear la garganta y crear presión en la espalda: utiliza una «retención abierta» o una pausa flotante. Eso quiere decir que has de mantener la garganta abierta y relajada. Si notas que se te escapa un poco de aire, vuelve a llenarlo. Has de tener la sensación de estar planeando. Es una retención abierta, una pausa flotante.

Puedes aplicar la misma práctica reteniendo la respiración con los pulmones vacíos, después de haber expulsado todo el aire. Mantén la garganta abierta, y, si entra un poco de aire, expúlsalo inmediatamente; si se filtra un poquito de aire, sácalo de nuevo. Así estarás practicando una retención abierta.

Otra práctica es seguir respirando mentalmente, una vez hayas llegado al límite físico de la inspiración. Se parece a la técnica de la retención abierta, pero, en lugar de permitir que se escape un poco de aire para volver a llenar, sigue como si estuvieras inspirando más. Haz como si estuvieras inspirando, aunque no sea así. Puedes hacer lo mismo después de espirar. Cuando hayas vaciado completamente los pulmones, permanece abierto con la intención de seguir espirando. Aunque no salga más aire, tienes la sensación de seguir expulsando. Desde fuera, o superficialmente, parecerá como si estuvieras reteniendo la respiración, y en cierto modo así es, pero la inspiración o la espiración siguen por dentro, en el plano de la intención y de la energía.

La retención de la respiración también se puede combinar con otras técnicas como la meditación, la visualización, el trabajo con la energía, posturas varias, movimientos o ejercicios físicos.

En esta sección he presentado la retención de aliento como un ejercicio que se ha de realizar siendo consciente, en relajación y controlando la respiración. Si estás interesado en profundizar sobre este tema (para deportes extremos, por ejemplo), te recomiendo que aprendas con alguien de la talla de Stig Severinsen, que enseña el entrenamiento en hipoxia avanzado.

El método Buteyko: asma, alergias y otros

El método Buteyko ayuda a mejorar el asma, las alergias, la hipertensión, las enfermedades cardíacas, las inmunodeficiencias y el cáncer.

Cuando fui a Rusia por primera vez en 1990, era inconcebible hablar de respiración sin mencionar a Konstantin Buteyko. En aquel entonces era una leyenda, y sigue siéndolo a título póstumo.

Cuando conocí su método empecé a llamar al mío el «método antiButeyko», porque me parecía que teníamos creencias y visiones totalmente opuestas. ¡Él decía que las personas respiran demasiado, y yo que no respiran bastante!

De hecho, llegué a bromear diciendo que un método así solo se podía haber desarrollado en la Unión Soviética. ¡Imagina enseñar a las personas a no respirar, que la respiración profunda es mala! Muchos de sus pacientes o alumnos que venían a mis seminarios parecían tener miedo a la respiración completa, libre o profunda. Esto fue un choque cultural para mí, porque yo venía del país de la libertad, donde se nos animaba a respirar todo lo que quisiéramos, aunque nos excediéramos, si eso era lo que deseábamos. Pensé que estaba loco.

Pero no se puede cuestionar el éxito, y el hecho es que el método Buteyko es extraordinariamente eficaz, sobre todo para los pacientes asmáticos. Con el paso de los años, he integrado muchas de sus ideas y métodos en mi trabajo, y aconsejo a todo aquel que esté interesado en un sistema para tratar el asma, en el que no tenga que tomar medicamentos, que indague más sobre el tema.

Buteyko nació en 1923 en Ucrania. Empezó a estudiar ingeniería, pero la Segunda Guerra Mundial cambió sus planes y terminó en el ejército. Allí fue conductor y mecánico de coches y camiones, pero pronto se dio cuenta de que estaba destinado a reparar cuerpos humanos. Quería curar a la gente, así que, al finalizar la guerra, se puso a estudiar medicina. Se licenció con honores y fue asignado a un prestigioso hospital de Moscú.

Buteyko padeció durante muchos años de hipertensión arterial aguda, y, a pesar de tener acceso a los mejores fármacos y tratamientos médicos, su patología no hacía más que empeorar. También padecía de lo que él llamó respiración pesada, que él atribuía, como lo hacía la profesión médica, a su enfermedad.

Pero una noche experimentó lo que él llamó un destello de luz, y se le ocurrió que su respiración pesada no era el resultado de su enfermedad, sino la causa de la misma. Empezó a experimentar con la respiración superficial y la retención de la respiración, y al final consiguió curarse de su hipertensión.

Cuando le conocí y le pedí que me resumiera sus enseñanzas, me dijo: «¡La respiración profunda es la muerte!» Me dijo que el dióxido de carbono era vasodilatador y que la respiración profunda elimina demasiado CO_2. Esto a su vez, provoca una vasoconstricción de todo el sistema, incluidos los vasos bronquiales y sanguíneos, de los intestinos, etcétera, lo que conduce a todo tipo de problemas médicos.

De hecho, me dijo que el asma no era una enfermedad, sino la forma que tiene el cuerpo de intentar conservar el dióxido de carbono. Dijo que a las personas con asma les parece que han de respirar más, pero que, en realidad, lo que necesitan es respirar menos. Y en eso se basa su método.

El método Buteyko no solo es un gran tratamiento para el asma, sino que es un entrenamiento muy útil para los atletas. Esto es lo que aprendí de mis encuentros con él hace muchos años:

1. Nunca jamás respires por la boca. Haz lo que haga falta para acabar con ese hábito.

2. Practica respiraciones nasales silenciosas y superficiales con muchas pausas largas.

3. Una persona sana sentada en descanso debería poder tolerar una pausa confortable después de haber espirado con normalidad, durante un mínimo de treinta a cuarenta y cinco segundos. Para probar, puedes inspirar y espirar con normalidad; luego, cierra la boca, tápate la nariz y no respires. Cuenta el tiempo que transcurre hasta tu siguiente respiración y practica ir aumentando gradualmente ese tiempo.

4. Practica las pausas controladas después de espirar y aumenta muy gradualmente (en un período de semanas) el tiempo de pausa, hasta que consigas hacer una pausa confortable de cuarenta y cinco o incluso sesenta segundos.

5. Si has de respirar profundo una o dos veces tras la pausa, es que estás haciendo trampa. Has de poder retomar tu respiración normal sin necesidad de hacer ninguna respiración de recuperación. Si sientes el impulso de respirar profundo después de una retención, controla el impulso y haz pequeñas respiraciones lentas hasta que te recuperes.

6. Haz ejercicio suave mientras retienes la respiración. Por ejemplo, camina con los brazos levantados por encima de la cabeza y cuenta los pasos; aumenta gradualmente el número de pasos que das durante la pausa.

7. La clave está en ir aumentando suave y gradualmente tu tolerancia a la sensación de falta de aire y controlar sin esfuerzo las emociones que ésta provoca.

Cómo desintoxicarnos con el trabajo de respiración

Cada vez que espiramos estamos liberando toxinas y productos metabólicos de desecho de nuestro sistema. La naturaleza se ha encargado de que sea así. Sin embargo, puedes aumentar el efecto desintoxicante, mejorar la circulación y favorecer la digestión combinando el pranayama *kapalabhati* con la «respiración paradójica» o «respiración inversa».

Al unir estos dos ejercicios de respiración, obtendrás la estimulante sensación de que, al respirar rápido, algo se afloja, o de que se mueve todo; luego, practicas la inspiración paradójica larga y lenta y exageras la espiración para expulsar todo lo que has acumulado.

RESPIRA AHORA:
LA PRÁCTICA DE LA DESINTOXICACIÓN CONSCIENTE

Inspira y espira por la nariz y haz un minuto aproximadamente de pranayama *kapalabhati*. Esto implica respirar fuerte y rápido utilizando los músculos abdominales, concentrándote en la espiración y dejando que la inspiración sea pasiva o por acto reflejo. A continuación de este ejercicio, haz una o dos respiraciones paradójicas largas y lentas, eleva el diafragma e introduce el ombligo y el abdomen al inspirar. (Con la práctica también puedes contraer y elevar los músculos del perineo, el área que se encuentra entre el ano y la parte posterior de la zona genital externa.)

Al inspirar por la nariz, imagina que sacas de tus músculos, tejidos, órganos y células todos los productos de desecho. Y aquí está la clave: sigue levantando el diafragma e introduciendo el abdomen cuando espires, sacando el aire a través de la boca, hasta el último aliento. Cuando hayas terminado, simplemente, relájate por completo. Automáticamente, se producirá una respiración pasiva o neutra. Haz otra ronda de un minuto de *kapalabhati*, seguida de un par de respiraciones paradójicas largas y lentas: al inspirar, intenta sentir como si algo tirara sutilmente de ti hacia arriba por todo tu cuerpo, empezando desde los pies o las piernas.

Conduce la respiración hasta tu torso y hasta tu garganta, y luego suelta el aire por la boca mientras sigues elevando el diafragma a la vez que introduces el abdomen. Expulsa todo el aire hasta el final, y con él todas las toxinas que has sacado de tus músculos, tejidos y células.

Cuando hayas exprimido bien la respiración, relájate y afloja todos los músculos. Deja que tu cuerpo y tu mente vuelvan a un estado neutral e inicia otra ronda de *kapalabhati*. Alterna entre la respiración rápida de *kapalabhati* y las respiraciones paradójicas.

Aquí tienes otro ejercicio que puedes hacer para liberar toxinas de tu sistema. Inspira y retén la respiración. Ahora, juega con la respiración como si fuera un balón de aire que puedes mover arriba y abajo, entre tu pecho y tu abdomen, hinchando tu pecho primero y luego el abdomen. Mueve el balón de la respiración arriba y abajo entre la parte inferior del abdomen y la parte superior del pecho.

Al cabo de un rato, suelta el aire y vacíate. Vuelve a repetir el ejercicio.

Inspira y bloquea el aire en tu cuerpo con la garganta; luego, rebota y mueve el balón de aire arriba, abajo y por la parte superior de tu cuerpo: introduce el abdomen e hincha el pecho, y luego comprime el pecho y saca el abdomen. Al cabo de un rato, relájate y suelta el aire.

¡La nariz lo sabe!

La pregunta más habitual en casi todos los seminarios, talleres o entrenamientos es: «¿Debo respirar por la nariz o por la boca?»

La nariz está para respirar por ella. La naturaleza la ha diseñado con ese fin. Tiene vellosidades que filtran el polvo y membranas mucosas que atrapan partículas microscópicas. Acondiciona la temperatura del aire, calentándola o enfriándola, según la necesidad. Cuando respiramos por la nariz producimos más óxido de nitrógeno, que tiene propiedades antibacterianas, antivirales y antifúngicas. Y, al igual que el dióxido de carbono, el óxido de nitrógeno también es vasodilatador. La nariz posee unas estructuras denominadas cornetes que aspiran el aire hasta los pulmones formando una espiral. ¡Hum!..., ¿por qué crees que la naturaleza habrá hecho todo eso?

Respirar por la nariz nos ayuda a sintonizar con nuestra conciencia y con las energías sutiles. Sin embargo, la boca es más flexible: cuando respiramos por ella podemos controlar la cantidad de aire y jugar con el sonido. Permite más posibilidades creativas. Y, por supuesto, no puedes reír, llorar o bostezar por la nariz. No puedes expresar o liberar emociones fuertes por la nariz.

Muchas personas no pueden respirar por la boca sin que se les desencadene el estrés o se les active el sistema nervioso simpático o la respuesta de lucha o huida. Si te mareas o te sientes mal cuando respiras por la boca, puede que tengas que corregir ese problema. Aprende a respirar por la boca cómodamente, de forma que te resulte agradable y fácil, y también a relajarte y sentir las energías sutiles.

Con esta habilidad podrás usar el trabajo de respiración para limpiar tus emociones y para la purificación espiritual. Imagina una casa que no se ha limpiado en años. Respirar por la nariz sería como sacar el polvo del alféizar de la ventana o sacarle brillo a la plata. No empezarías por ahí. En primer lugar barrerías o incluso sacarías a palas toda la basura más voluminosa y pesada. Ésa es la función de respirar por la boca. Más adelante, en el capítulo 6, «Veintiún días para conseguir el reto de Breath Mastery», veremos con más detalle cuándo hemos de respirar por la nariz y cuándo por la boca.

Bosteza para mejorar tu salud

Bostezar es una técnica de respiración natural que mejorará tu salud y tu bienestar general. Te da energía, a la vez que desencadena la respuesta de relajación. Favorece el sueño, mejora el estado de ánimo, reduce la ansiedad y nos ayuda a descargar el estrés y la tensión.

Dondequiera que voy animo a las personas a que bostecen. ¿Por qué? Porque es bueno para ti y sienta bien. El bostezo es uno de esos reflejos naturales que no es exclusivo de los humanos. Todos los mamíferos bostezan, así como las aves y los reptiles. Y, aunque solemos asociar el bostezo con el cansancio o el aburrimiento, es mucho más que eso.

Los animales suelen bostezar antes de atacar, y también cuando ha terminado la lucha. ¿Has observado cuántas veces bostezan y se estiran los perros y los gatos, aunque solo hayan estado tumbados unos minutos? El bostezo está relacionado con la energía, con el equilibrio del sistema nervioso, con la liberación de toxinas y muchas más cosas. Uno de los aspectos más interesantes del bostezo, y todos lo conocemos, es que, cuando bosteza alguien en un grupo, alguien más también bosteza. En realidad, el mero hecho de hablar del bostezo en un grupo hace que alguien empiece a bostezar.

Sabemos que el bostezo es contagioso, y parece que ahora la ciencia, por fin, se está tomando este fenómeno más en serio. ¿Sabías que los sociópatas no comparten la tendencia de bostezar cuando lo hacen los demás? Cuanto menos empática es una persona, menos probable es que se una a un bostezo.

Bostezar es un fenómeno muy natural y saludable. En realidad, es un reflejo vital de la respiración, pero veamos la programación social que existe respecto al mismo. ¡Nos han enseñado que es un acto de mala educación, una grosería, insultante o incluso ofensivo! Además de atraer la atención de la gente, suele ser considerado como un indicativo de que el que bosteza se está aburriendo o que no tiene interés en lo que está sucediendo o se está diciendo. Las costumbres culturales sobre las bocas abiertas y los ruidos humanos nos dicen que éstos no son aceptables en una «sociedad educada». Todo ello provoca que las personas repriman algo que la naturaleza nos impulsa a hacer.

Me imagino a un niño, en las últimas filas de clase, dando un gran bostezo, entregándose por completo al mismo, mientras el profesor está dando una explicación o escribiendo algo en la pizarra. Me imagino este bostezo jugoso, delicioso, suntuoso y de todo el cuerpo, apoderándose de él. Con el bostezo llega el impulso natural de estirarse, respirar y hacer sonidos… Es un hermoso momento de saludable placer natural y vitalidad.

Pero bostezar atrae la atención, y esto a veces puede ser negativo y punitivo. Por consiguiente, al niño se le enseña de manera inequívoca a guardar para sus momentos de intimidad ese movimiento de energía vital, ese espíritu natural.

En el poema «Gansos salvajes», la poetisa Mary Oliver dice que hemos de «dejar que ese delicado animal que es tu cuerpo ame lo que ama».[8] Puede que no se estuviera refiriendo al bostezo, pero es justamente lo que se siente cuando dejamos que un bostezo corporal generalizado se apodere de nosotros.

Ahora, imagina que eres un asesor o un terapeuta y que tienes un cliente que te está contando sus problemas: «Se me ha muerto el perro», «Mi hijo adolescente es drogadicto», «Me he quedado sin trabajo», «Mi matrimonio está haciendo aguas». Y que, justo en ese momento, sientes la necesidad de bostezar. ¿Qué tipo de reacción esperarías si cedieras a ese impulso? «¿Le estoy aburriendo?» «¿Está cansado?» «¿No me está escuchando?» «¿No le intereso yo o mis problemas?» «¡Cómo se atreve a bostezar en este momento!»

¿Te permitirías bostezar en esa situación si fueras un asesor o un terapeuta? (Todos a los que yo he entrenado sí, y no solo eso, sino que también animarían a sus clientes y pacientes a hacer lo mismo.)

Bostezar es una forma totalmente natural de integrar, procesar y cambiar la energía. Es la forma que tiene la naturaleza de conectar con tu energía, tu cuerpo y tus sentimientos. El bostezo nos ayuda a abrirnos y a conectar con los sentimientos de otra persona; a despertar y a conectar con los demás en un plano energético sutil. Nos permite sintonizar con nuestro propio espíritu; abrirnos a la corriente de fuerza vital universal en un nivel muy profundo y muy práctico.

Cuando bostezamos limpiamos y liberamos bloqueos energéticos sutiles de nuestro sistema, lo cual nos permite integrarnos más en lo

---

8. «Wild Geese» de Mary Oliver («Gansos salvajes»). Consultado el 21 de agosto de 2016. http://www.rjgeib.com/thoughts/geese/geese.html.

que está sucediendo, en la experiencia del momento. Nos permite estar totalmente presentes para nosotros mismos y para las personas que están con nosotros.

El reflejo de bostezar enciende la misma área de nuestro cerebro que se asocia a la empatía, el vínculo, el juego y la creatividad. Así que, por favor, deja que ese delicado animal de tu cuerpo, o ese niño o niña interior, ¡bostece para alegrar su corazón!

Si eres como la mayoría de las personas, probablemente tendrás muchos bostezos incompletos atrapados en tu interior que están deseando salir. Admite que has reprimido, bloqueado o inhibido muchos bostezos en toda tu vida. Casi hasta me atrevería a apostar que, incluso, cuando estás solo, reprimes algunos bostezos automáticamente, por costumbre.

Quizás una de las razones por las que bostezar parece contagioso es porque comunica aceptación, es como darle permiso a alguien. Inconscientemente, pensamos: «¡Ah! ¿Quieres decir que aquí se puede bostezar? ¡Bien!, porque yo también lo necesito!». Ahora, la ciencia nos dice que bostezar es bueno y que lo hagamos a menudo.

¿Qué sucede en la mandíbula, la columna, la pelvis y los miembros de un perro o un gato cuando bosteza? La mandíbula se abre mucho y la columna se arquea y encorva. ¡También estiran las patas delanteras y traseras, como si estuvieran haciendo yoga! Tú también has de hacerlo. ¿Cuándo fue la última vez que bostezaste de verdad? Sin vergüenza. Desinhibido. Sin sentirte incómodo o ridículo. ¿Cuándo fue la última vez que te permitiste disfrutar de un bostezo corporal generalizado? ¿Y si bostezar es para tu energía corporal lo que la ducha es para tu cuerpo físico?

Me gustaría hablar de cómo se parece el bostezo a otras experiencias humanas, en lo que respecta a las fuerzas y las dinámicas que entran en acción. Piénsalo: un bostezo puedes provocarlo o bloquearlo. Pero cuando se produce es muy difícil frenarlo.

Las palabras que importan aquí son «cuando se produce». El bostezo no lo «haces». Puedes hacer algo para desencadenarlo o provocarlo, y puedes hacer algo para bloquearlo o reprimirlo, pero cuando se produce, sucede. No lo haces. Es algo que se apodera de tu cuerpo, de tu ser.

¿Qué otra cosa hay que se le parezca? ¿Qué me dices del orgasmo? Puedes provocarlo o reprimirlo, pero cuando se produce, una vez has empezado, ¡es extraordinariamente difícil interponerse en su camino! ¿Sabes una cosa? Aprender a aceptar y a permitir el bostezo, a disfrutar deliberadamente de los bostezos corporales generalizados durante el día, mejorará tu vida sexual por la noche. (¡Pero solo si tienes ombligo!)

Otro ejemplo de la experiencia humana cuando actúan fuerzas y dinámicas similares tiene que ver con las emociones. Éstas son contagiosas. Puedes provocar una emoción (en ti o en los demás) y puedes reprimirla. Pero, cuando se produce, no hay forma de pararla. Cuando aparecen las emociones se apoderan de tu sistema cuerpomente.

Aprender a respirar y a relajarnos a través del bostezo nos ayuda a respirar y a relajarnos con nuestras emociones; nos permite canalizar la energía de un modo más consciente, saludable y creativo. Los ejercicios de bostezo del final de este capítulo no solo abrirán y expandirán tu capacidad respiratoria, sino que te ayudarán a estar más abierto a tus emociones, a respetarlas y a aceptarlas, en lugar de sentirte presionado, condicionado o controlado por ellas.

El ejercicio siguiente combina lo que yo llamo el bostezo básico y el avanzado. Te voy a pedir que juegues con el bostezo y que experimentes con el reflejo de bostezar. Inspirarás a fondo y expandiendo los pulmones, y durante el bostezo te permitirás generosos suspiros relajantes. Y practicarás la «respiración conectada», enlazando la respiración como si fuera una rueda, mientras bostezas.

Antes de iniciar la práctica, quisiera aclarar que el bostezo es como cualquier otro impulso o reflejo natural (como comer, dormir o ir al baño), pero también es muy diferente. Por ejemplo, no esperas a estar muriéndote de hambre para comer. No esperas a estar agotado y casi desmayado para tomarte un descanso. Ni esperas a que tu cuerpo esté gritando y desesperado para ir al retrete. Haces estas cosas consciente y regularmente, muchas veces, incluso antes de que tengas verdadera necesidad.

Tenemos rituales en nuestra vida que nos permiten hacer estas cosas a menudo. Sin embargo, en lo que respecta al bostezo, ¿cuándo bostezamos? Probablemente solo lo hagas cuando tu cuerpo te lo exige, si es que lo hace, cuando te fuerza a hacerlo. Y entonces ¿qué haces? Probablemente lo reprimas, parcial o completamente.

Lo que importa es que no esperes a que el cuerpo te lo exija. Crea rituales diarios de bostezo. Bosteza conscientemente. Hazlo a menudo. Hazlo con regularidad. Cualquiera puede provocarse un bostezo. Abre la boca al bostezar, mueve la mandíbula, haz algo en la parte posterior de tu garganta para desencadenar el reflejo del bostezo.

Hazlo ahora. Hazlo más de una vez. Estírate cuando bosteces. Haz un sonido suave y placentero cuando bosteces. Bosteza hasta que te salten las lágrimas. Olvídate de lo que piensen los demás. ¡Olvídate de lo que piensas tú! Olvídate de qué aspecto tienes al bostezar. Dondequiera que estés, deja este libro un momento y haz un jugoso y generoso bostezo con todo el cuerpo. Consiéntetelo. ¡A por él! Repítelo. Haz ruido.

¿Cómo te sientes?

Si no puedes bostezar con todo el cuerpo, ¿qué estará indicando eso respecto al resto de las áreas de tu vida en las que no te permites ser natural? ¿Te preocupa lo que piensen, digan o cómo reaccionen los demás, y eso te impide escuchar a tu cuerpo, a tu corazón y a tu naturaleza?

¿Con qué frecuencia y de cuántas formas estás inhibiendo tus propias energías naturales, tu creatividad, tu amor, tu verdad y tu espíritu? ¡Ya basta! ¡Ponle fin! Date permiso (y también a los demás) para ser totalmente humano. Cuando no nos permitimos ser humanos ni se lo permitimos a los demás, nos obligamos a ser falsos y también obligamos a los demás a serlo.

Los niños que tenemos en nuestra vida o a nuestro alrededor imitan nuestra conducta; adoptan consciente e inconscientemente nuestros hábitos y patrones. Hemos de darles un ejemplo sincero de lo que significa ser verdaderamente natural. Has de superar tu programación social, familiar, religiosa o cultural. Permítete bostezar. Conviértete en bostezo. Anima a los demás a superar sus prejuicios respecto al mismo.

El bostezo es un poderoso instrumento de estimulación neural. De hecho, se ha llegado a decir que es uno de los secretos mejor guardados de la neurociencia. El bostezo se relaciona con el precúneo, que es una diminuta estructura oculta entre los pliegues del lóbulo parietal y que, según parece, desempeña un papel muy importante en la conciencia, la autorreflexión y la memoria. El precúneo se asocia al sistema de neuronas espejo del cerebro. El bostezo evoca una respuesta neural única, en la zona del cerebro relacionada con la conciencia social y los sentimientos de empatía. El bostezo deliberado puede reforzar esta importante zona cerebral y estas habilidades en nosotros.

El bostezo aumenta cuando estamos cansados y puede ser una de las formas en que nuestro cuerpo nos dice que descansemos. Por otra parte, la exposición a la luz también nos hace bostezar, lo cual significa que forma parte del proceso de despertarnos. El bostezo nos relaja, pero también nos conduce a un estado de ensalzamiento de la conciencia cognitiva: puede ayudarnos a estar más alerta. Favorece la introspección y la autoconciencia. Bostezar forma parte de la respuesta del sistema parasimpático: el estado de descanso y el estado de digerir. También participa de las funciones de regular la temperatura y el metabolismo.

Puedes servirte del bostezo para contrarrestar los efectos del *jet lag* y para aliviar los efectos desagradables de las alturas. Los atletas bostezan antes de competir. ¡Hasta los peces bostezan cuando cambian de actividad! Hay muchas sustancias neuroquímicas en juego cuando bostezamos, incluida la dopamina, que activa la oxitocina, el neurotransmisor que regula la sensualidad y el placer, y también refuerza los vínculos esto significa que bostezar favorece las relaciones íntimas. Otras sustancias neuroquímicas relacionadas con el bostezo son la ACTH (hormona adrenocorticotropa), la MSH (hormona estimulante de melanocitos), el GABA (ácido gamma-aminobutírico), el óxido de nitrógeno, la serotonina, el glutamato, las hormonas sexuales y otras. Se cree que bostezar también refresca el cerebro. En realidad, los neurocientíficos no pueden hallar ninguna otra actividad aislada que produzca tantos beneficios e influya en tantas funciones del cerebro a un mismo tiempo.

¿Qué más he de decir para conseguir que bosteces? ¿Qué he de hacer para convencerte de que has de bostezar más? Provócate un bostezo antes de hacer una actividad importante y después de haberla finalizado. Bosteza de vez en cuando, cuando hagas exámenes o tareas, desarrolles una actividad, hagas presentaciones y medites. Bosteza cuando tengas ansiedad, estés furioso, tengas miedo o estés cansado o tenso. Te mereces disfrutar de este regalo neurológico natural. ¿A qué estás esperando? Vamos a practicarlo ahora.

RESPIRA AHORA:
EL ABECÉ DEL BOSTEZO

No cierres ni te tapes la boca al bostezar. No bajes la mirada. Relaja la mandíbula para que quede abierta.

Obedece al impulso de estirarte cuando bosteces. Las glándulas linfáticas del cuello, la garganta y las clavículas forman parte del sistema inmunitario. Cuando bostezas y te estiras, exprimes y activas naturalmente estas glándulas vitales.

Piensa en los perros o en los gatos: ¿qué sucede en su mandíbula, su cuello, su columna, sus caderas, su pelvis y sus extremidades cuando bostezan? Deja que a ti te suceda lo mismo. Bosteza una y otra vez. Bosteza hasta que te salten las lágrimas. Dejar que te caigan las lágrimas es una parte muy importante del bostezo natural completo.

¿Cómo te sientes?

RESPIRA AHORA:
BOSTEZO AVANZADO

Muchas veces bromeo en mis seminarios diciendo que jamás enseño el bostezo avanzado en la primera cita, y tampoco lo he enseñado antes en ningún libro. Pero doy por hecho que eres un alumno aventajado y que estás preparado para el bostezo avanzado. ¡Bienvenido al bostezo avanzado!

Bosteza con todo tu cuerpo como acabo de describir. Solo que, ahora, incluye la respiración consciente y conectada. No dejes de respirar cuando bosteces. No retengas la respiración cuando el reflejo de bostezar se apodere de ti. Inspira y espira durante el bostezo.

Observa que al bostezar la garganta se abre de una manera especial y esto hace que tu respiración emita un sonido suave, redondeado y abierto. Inspira y espira, sin hacer pausas, a través de esa abertura natural que produce el bostezo. Luego, provoca el reflejo del bostezo y, durante el mismo, inspira a fondo y expandiendo los pulmones y da suspiros relajantes.

La idea es hacer la respiración conectada (también recibe el nombre de respiración continua) durante el bostezo: haz unas cuantas respiraciones rápidas, suaves y jadeantes, inspirando y espirando, inspirando y espirando, ¡como un perro feliz! Cuando bosteces, aférrate a esa rueda de la respiración que gira.

Esta técnica es lo último en trabajo de respiración. Las personas que dominan este sencillo ejercicio dicen que se sienten mejor física, emocional y psicológicamente cuando llevan unos minutos realizando esta práctica. Puede que todavía tardemos algún tiempo en conocer todos los beneficios médicos y científicos de esta técnica respiratoria así que no esperes, sé tu propio científico. Empieza a practicar ahora. Practica cada día. Conviértelo en tu nueva forma de bostezar.

¿Y si te dijera que algunos reducidos equipos de soldados y atletas de élite de todo el mundo están empezando a bostezar y a respirar juntos de esta manera? Ahora imagina que tú o tu equipo descubrís algo sencillo, básico y fácil, que resulta que os da una tremenda ventaja sobre vuestro enemigo o vuestros competidores. ¿Compartirías tu práctica o la guardarías en secreto? Bostezar es algo muy serio. ¡Ha llegado el momento de que te diviertas haciéndolo!

Aquí tienes mi fórmula secreta para practicar el bostezo avanzado: 10 + 10 + (10 x 2). Esto equivale a diez minutos por la mañana, diez por la noche y diez veces al día durante dos minutos. Esta fórmula se puede aplicar a cualquier técnica o ejercicio de respiración o meditación de este libro. Practicar siguiendo esta fórmula es una de las mejores formas de integrar el trabajo de respiración en tu vida cotidiana y de dominar cualquier técnica o ejercicio.

La respiración cotidiana

Concluyo este capítulo (y el 3 y el 4) con una serie de prácticas de respiración sencillas, pero eficaces, para situaciones y problemas comunes relacionadas con el cuerpo (o la mente o el espíritu). Si te concentras en tu respiración y respiras conscientemente en ciertos momentos y situaciones, puedes convertir esos momentos ordinarios en valiosas oportunidades para mejorar tu salud y bienestar, y para obtener más paz, poder y presencia.

Despierta

Si estás grogui y cansado, pero todavía te queda trabajo por hacer, aquí tienes una técnica sufí que te ayudará. (Por cierto, los sufíes o místicos musulmanes tienen muchas meditaciones y ejercicios estupendos en los que combinan la respiración con el pensamiento, la oración, el movimiento y el sonido.)

Inspira brevemente y con fuerza por la nariz dos o cuatro veces, y saca el aire por la boca con los labios semicerrados como si soplaras por una cañita. Hazlo durante dos minutos y observa si no vibras de energía y vitalidad. Lleva el aire de estas breves y rápidas respiraciones a tu pecho y suelta el aire por la boca cerrando los labios como acabo de mencionar. A esta respiración la llamamos la «respiración de snif y puf», por el sonido que hacemos al inspirar por la nariz y al sacar el aire por la boca.

Snif... Snif... Snif... ¡Puf! Snif... Snif... Snif... ¡Puf! Snif... Snif... Snif... ¡Puf! Snif... Snif... Snif... ¡Puf!

¡No te rías! O ríete si lo prefieres, pero pruébalo. Hazlo ahora. Y repítelo. Juega con ella. Experimenta.

Levantarte de la cama

Carga tu cuerpo estirándote profundamente al inspirar y estirándote al suspirar cuando sacas el aire. Hazlo tres veces.

Carga tu mente inspirando contando hasta cinco y espirando contando hasta cinco.

Carga tu corazón concentrándote en la respiración en la zona del corazón. Imagina a un mismo tiempo que al inspirar estás inhalando compasión hacia ti mismo y que al espirar expresas gratitud por este nuevo día.

En la ducha

Sintoniza con tu respiración cuando abras el grifo y observa cómo cambia la respiración cuando notas el agua caliente cayendo sobre ti. Une tus sentimientos a la respiración. Respira, ábrete y relájate en esos sentimientos, como si fueran las caricias de tu ser querido.

Termina de ducharte y abre el grifo del agua fría. Une tus sentimientos a la respiración. Inspira y espira rápida y suavemente. Relaja conscientemente tu cuerpo e integra los sentimientos estimulantes del agua fría. Cuando hayas terminado, respira vigorosamente mientras te secas. Da un par de largos y maravillosos suspiros relajantes para finalizar el ritual.

En un atasco de tráfico

Estar parado en un semáforo en rojo es una buena oportunidad para relajarte y hacer algunas respiraciones de limpieza. O bien puedes emplear ese tiempo para sintonizar con tu cuerpo y con tu respiración. Si estás en un atasco de tráfico, relaja las manos del volante. Revisa tus hombros y tu postura. Revisa tu cuerpo, llevando tu conciencia y tu respiración a todas aquellas partes donde descubras que estás acumulando tensión. Respira al mover y relajar tu mandíbula, tu cuello y tus hombros.

En cuanto observes cualquier contractura en alguna parte de tu cuerpo, vuelve a la respiración. Úsala para relajarte y liberar tensión. ¡Puedes elegir disfrutar en un atasco de tráfico! Pon una canción que te invite a seguir el ritmo con los pies o a dar palmadas, y respira al ritmo de la música. Piensa en lo que supone estar en un atasco de tráfico en comparación con lo que tienen que soportar algunas personas a diario. Cambia tu forma de ver las cosas.

Genera gratitud deliberadamente y busca tu sentimiento de aprecio. Disfruta conscientemente de la sensación de expansión que notas al inspirar, y disfruta deliberadamente de la sensación de relajación que notas al espirar. Refuerza esa parte de ti que tiene la capacidad de generar comodidad y placer a voluntad. Y recuérdate que la vida es buena.

En la cinta de andar

Cuando estés en la cinta de andar en el gimnasio, respira al ritmo de tus pasos. Utiliza ese tiempo para abrirte paso por tu cuerpo, respirando en cada parte a medida que vayas tomando conciencia de la misma. Sé consciente de las tensiones o los esfuerzos innecesarios. Relaja los músculos que no necesitas para mantener tu ritmo y forma.

También puedes practicar la respiración en los chakras, repitiendo una afirmación, mantra o decreto de poder, a medida que te vas concentrando en cada uno de ellos. (Un chakra es un punto de energía sutil que mencionan los textos del yoga. En nuestro cuerpo hay siete y se dice que la energía de los chakras gira como una rueda. Hablaremos de ellos con más detalle en el apartado sobre Binnie Dansby y su Source Process, en «Desapégate de los pensamientos que te limitan en la vida».)

El dolor de cabeza

Respira suavemente hacia el epicentro del dolor, utilizando tu respiración para trasladar toda tu atención al mismo. Luego espira suavemente y a fondo, relajando los músculos o el área donde se encuentra el dolor y la tensión. Busca los detalles. ¿Tiene alguna forma el dolor? ¿Tiene bordes? ¿Tiene textura? ¿Tiene temperatura?

No se trata de analizar, sino de sentir. Utiliza tu respiración para aportar energía, relajación y conciencia al dolor. Hazlo durante un par de minutos y observa cómo se mueven y cambian las sensaciones. No te extrañe que desaparezca el dolor.

El dolor y el cansancio

La mayoría de las personas se sorprenden cuando comprueban su capacidad para liberarse del dolor y del cansancio corporal, después de haberse concentrado y practicado un poco. La misma técnica que hemos usado para el dolor de cabeza se puede usar para cualquier dolor.

El secreto de esta respiración es no intentar que desaparezca el dolor, sino encontrar o crear alivio estando presente el mismo. Si has hecho o estás haciendo algo que lo haya provocado, puedes hacer algo para hacerlo desaparecer. Pero, si el dolor aparece por sí solo, ¿por qué no dejar que también desaparezca solo?

Esta práctica también se llama «respiraciones mariposa» o «respiración de la cueva». Es una respiración muy sutil (casi imperceptible) y continua. Practicas el ritmo de la respiración conectada (una rueda respiratoria) para conseguir suavemente que fluya la energía y encontrar o crear un espacio de confort, incluso de placer, a pesar del dolor. Esto significa que haces respiraciones muy breves para relajarte en un patrón respiratorio muy ligero y sutil. Y que luego esperas y estás atento a que surja la oportunidad para respirar de un modo más expansivo. En algún momento llegará espontáneamente. Notarás que la respiración expansiva aparece de pronto, desde tu interior. Cuando lo haga, atrápala, ayúdala, coopera con ella. Monta sobre ella.

También puedes aprender a «extraer» el dolor y el cansancio de tus músculos al inspirar y a liberarlo fuera de tu cuerpo al espirar. Por ejemplo, puedes usar la respiración conectada cuando corres, para bombear energía a tu cuerpo (adelantándote a la demanda), y puedes bombear el cansancio fuera de tu cuerpo al espirar sobre la marcha, para no permitir que ésta se acumule.

Utiliza la inspiración expandida para «atrapar» el cansancio muscular e incitar una espiración consciente para «expulsar» ese cansancio de tu cuerpo y entregárselo a la tierra, a través de tus pies, cuando éstos entren en contacto con la misma. Deja que la gravedad te ayude a liberar el dolor y el cansancio cada vez que descargas tu peso, y traslada la energía a través de tus pies a la tierra mientras corres.

Si estás practicando una actividad que incluye movimientos repetitivos o rítmicos, puedes coordinar esos movimientos con la respiración. Encuentra tu propio punto de confort para prevenir o manejar el dolor o el cansancio. Si trabajas conscientemente puedes concentrarte en un ritmo y un volumen respiratorio perfectos, para satisfacer y administrar tus necesidades energéticas.

Si estás corriendo, puedes inspirar en dos pasos y espirar en dos, o puedes inspirar en dos y espirar en cuatro. O puedes inspirar en cuatro y espirar en dos. Y puedes observar que cambias o ajustas intuitivamente tu patrón respiratorio sobre la marcha.

El calentamiento y el enfriamiento

¿Has observado que puedes utilizar el mismo tipo de respiración para calentarte las manos que para enfriar la sopa? Todos lo sabemos, pero demuéstratelo por pura diversión.

Coloca la palma de la mano a unos centímetros de tu boca y sopla haciendo el sonido *ahhh*, como si quisieras empañar un espejo. Observa que la respiración es cálida. Ahora, cierra los labios como si quisieras soplar o silbar. Observa que esa misma respiración se nota fresca.

Puedes usar la respiración para calentarte (algunos yoguis han logrado dominar esta técnica hasta tal punto que se pueden sentar en invierno encima de la nieve y fundir la que tienen a su alrededor) o refrescarte, dependiendo de la situación (o estación del año).

Para calentarte, respira a través de la nariz y expulsa rápidamente el aire con tu abdomen y diafragma (es parecido a *kapalabhati* o «la respiración de fuego»).

Para refrescarte, gira la lengua hacia el paladar e inspira lentamente; siente la sensación de frescor bajo la misma y en la garganta. Conduce conscientemente esa respiración hasta la zona del perineo y siente cómo refresca tu pecho y tu abdomen a su paso.

Recuerda que, en todos los casos, tu conciencia y tu intención son los principales factores creativos para conseguir los resultados deseados.

La resaca

Las técnicas de desintoxicación de las que hemos hablado antes en este capítulo también son útiles con las resacas. Recuerda descansar, porque, cuanto menos duermes, peor es la resaca.

Recuerda también que hacer ejercicio libera endorfinas, así que puede ser útil para recuperarte de una resaca. El oxígeno acelera el ritmo en que se rompen las toxinas del alcohol; por lo tanto, el aire fresco estimulará de forma natural tu práctica respiratoria.

Por último, y lo más importante: no olvides beber agua. Es una solución universal (con juego de palabras incluido).

Puedes aplicar técnicas de respiración específicas para los distintos signos y síntomas que acompañan a la resaca, como dolor de cabeza, modorra, náuseas o ansiedad. El trabajo de respiración también ayuda a reducir el sentimiento de culpa, la vergüenza, la depresión o la ansiedad que puede producir la resaca.

Los ejercicios activos del trabajo de respiración funcionan muy bien, porque hacen circular la sangre y el oxígeno. Y son especialmente eficaces cuando los combinas con varias posturas de yoga o movimientos de torsión o flexión, que hacen que la sangre entre en el tracto digestivo.

Perder peso

Nuestros pulmones son el principal órgano excretor para perder peso, y, puesto que el oxígeno desempeña el papel principal para quemar grasa, el trabajo de respiración es ideal para adelgazar.

Cuando se oxida medio kilo de grasa, casi un 20% de la misma se convierte en agua y es eliminada, el otro 80% es expulsado como CO_2, así que la respiración es, literalmente, la principal forma de perder peso. El carbono del dióxido de carbono es, relativamente, bastante pesado. En realidad, una persona corriente expulsa alrededor de un cuarto de kilo todos los días sin tan siquiera pretenderlo.

Sea cual sea el ejercicio que hagas, si simplemente respiras más profundo incrementarás su potencial para quemar grasas. Exagerar el ejercicio de «exprimir y respirar» es bueno para adelgazar, y la «respiración inversa», conocida también como «respiración hipopresiva» (tendrás más detalles sobre esta técnica al final de esta sección), también se puede practicar como ejercicio para adelgazar. Estos mismos ejercicios te pueden ayudar a controlar la sensación de hambre.

Mi técnica favorita es ésta: inspira y, mientras lo haces, introduce tu abdomen y eleva el perineo y todos los órganos del abdomen como haces en la respiración inversa e hipopresiva.

Cuando espiras, introduce todavía más el abdomen y eleva un poco más toda la zona, como si estuvieras haciendo la respiración de desintoxicación. Retén la respiración y mantén la tensión durante un rato largo (por ejemplo, diez segundos).

No es tan complicado como parece. Imagina qué harías si quisieras fingir que tienes un estómago muy plano y una cintura muy estrecha. Los meterías hacia dentro y hacia arriba, ¿verdad? Pues bien ¡eso es! Haz eso al inspirar, al espirar y al retener el aliento.

El insomnio

Ésta es la técnica que recomienda el doctor Andrew Weil para el insomnio: respira contando hasta cuatro, retén contando hasta siete y espira contando hasta ocho. A algunas personas este ejercicio las mantiene muy ocupadas, pensando y haciendo. Pero vale la pena que lo pruebes, porque a muchas les va bien.

Otra técnica para el insomnio es recordar el mantra de Stig Severinsen: «La relajación está en la espiración». Utiliza cada espiración para imaginar y sentir que te vas calmando. Haz como si cada espiración fuera el «resoplido» de un coche que se está deteniendo. Siente que se relajan tus músculos y que tu cuerpo se suaviza con cada respiración.

La técnica que a mí me gusta es la de inspirar suavemente y liberar la espiración y «sumergirme», es decir, relajar totalmente el cuerpo mientras suelto el aire. Imagino que me dejo caer en el agua..., que me acomodo en... La respiración es lenta y sencilla, y me concentro en relajar todas las articulaciones y músculos, me entrego a la gravedad y creo la sensación de fusionarme en cada espiración. Procura no alterar tu estado de relajación cuando inspires. No hagas esfuerzo o fuerces la inspiración; sigue relajándote al inspirar.

La respiración hipopresiva

¿Te gustaría activar tu sistema nervioso simpático, reforzar tu centro e incrementar tu fuerza anaeróbica? ¿Reducir tu cintura y aplanar tu vientre? ¿Estimular tu metabolismo y aumentar el tono muscular en la zona abdominal y la pelvis? ¿Mejorar tu función sexual? ¿Tratar o prevenir las hernias, el prolapso de útero, la incontinencia y el estreñimiento? Entonces, haz la respiración hipopresiva.

La respiración hipopresiva es un ejercicio respiratorio de la medicina china que se hizo popular gracias a la terapia física de Marcel Caufriez, a mediados de la década de 1980. Básicamente, este ejercicio conlleva retener la respiración mientras elevas el perineo e introduces el vientre después de haber espirado a fondo.

Empieza inspirando profundo y expandiendo el pecho. Luego, expulsa todo el aire y retén la respiración.

Ahora haz como si estuvieras inspirando. Expande el pecho, pero sin dejar entrar aire. Introduce tu ombligo como si quisieras engancharlo a la columna y eleva el perineo.

Notarás que se expande tu pecho y que tienes la sensación de que todos tus órganos abdominales están siendo succionados hacia la cavidad pectoral.

Mantén esta presión hacia arriba durante unos diez segundos; luego, afloja los músculos e inspira.

Hazlo durante unos veinte minutos. Si combinas esta respiración con algunas posturas o estiramientos, obtendrás todos los beneficios de los *crunches* y de otros ejercicios de abdominales sin correr ningún riesgo.

El trabajo de respiración para las adicciones

El trabajo de respiración para la prevención, el tratamiento y la rehabilitación del abuso de sustancias y drogadicciones está demostrando ser muy eficaz. Ha ayudado a muchas personas a recuperar sus vidas. De hecho, según mi experiencia, ¡actúa tan bien y tan rápido que es como hacer trampa! La técnica terapéutica elegida es el Rebirthing Breathwork. Esta práctica estimula la sensación de tener energía y vitalidad y provoca un subidón natural que hace que tomar drogas resulte menos atractivo e incluso absurdo. El Rebirthing Breathwork también recibe el nombre de respiración conectada, que veremos con detalle en la página 221, y es la lección final de los «Veintiún días para conseguir el reto de dominar la respiración».

3

Respira para transformar tu mente

*Cuando la respiración está dispersa, la mente también
está inestable. Pero, cuando la respiración está calmada,
la mente también lo está y el yogui alcanza la longevidad.
Por consiguiente, uno debe aprender a controlar la respiración.*

SVATMARAMA, *HATHA YOGA PRADIPIKA*

En mi primera visita a Bolivia, hablé en la Universidad Católica de La Paz e hice sesiones de trabajo de respiración en la penitenciaría federal de San Pedro. Yo era fan del Prison Ashram Project ('Programa del *ashram* para las prisiones') iniciado por Ram Dass hacía muchos años. Y Leonard Orr y yo habíamos impartido el trabajo de respiración en la prisión de Fort Grant, en Arizona. Así que estaba bastante acostumbrado al entorno de las prisiones, pero la cultura que imperaba en la prisión de San Pedro era muy distinta.

Por ejemplo, uno de los presos dirigía un frecuentado restaurante y una pequeña tienda en el patio. Si querías un café, una hamburguesa o un rollo de papel de váter, pagabas por adelantado y en efectivo, sin excepciones ni compromisos. Pero, si querías un paquetito de droga, ¡podías obtenerlo ahora y pagarlo el martes siguiente!

La prisión estaba dividida en dos partes: en una había unos ciento ochenta hombres con dinero, amigos o influencias. Estaba todo lo ordenada que puede estar una prisión. Sin embargo, al otro lado del muro había casi dos mil prisioneros. Allí vi media docena de hombres hacinados en una celda del tamaño de mi cuarto de baño, que parecía que llevaran la misma ropa, ya hecha trizas, con la que ingresaron en prisión hacía años.

No puedo imaginarme cómo sería la comida en esa parte de la prisión. Escuché peleas, disparos y gritos desde donde yo estaba trabajando; es decir, desde el lado seguro y cómodo.

Cada día tenía que pasar entre centenares de personas (familiares, supongo) que estaban haciendo cola en las puertas de la prisión, en un más que probable fútil intento de visitar a los presos. Entretanto, el dinero, las drogas, las armas y quién sabe qué más, entraban a mansalva a través de cualquiera de las fisuras y huecos del sistema de seguridad.

Yo pasé todo mi tiempo en el lado «bonito», donde la mayoría de los reclusos tenían sus propias celdas, y algunos, incluso, sus teléfonos móviles. Podían cerrar la puerta de su celda desde dentro, y recibían comida desde el exterior. Sus novias les llevaban todo tipo de regalos y se les permitía pasar la noche con ellos. Era casi como un hotel.

En aquellos tiempos, un exalcalde de Bolivia, al que sus amigos le llamaban Flaco, estaba cumpliendo sentencia. Flaco estaba muy deprimido. Sus compañeros de prisión estaban preocupados por él y me suplicaron que hiciera algo para ayudarle. Así que empecé a pasar tiempo con Flaco en su cómodo apartamento de dos plantas.

Me contó que estaba en la cárcel porque sus enemigos políticos le habían tendido una trampa, pero los periódicos decían que había robado millones de dólares de las arcas públicas. ¿A quién creer?

De él aprendí una inolvidable lección sobre el poder del diálogo interior tóxico, y me di cuenta enseguida de por qué estaba tan deprimido. A los cinco minutos de haberle conocido, me empezó a contar la historia sobre la traición de sus mejores amigos y socios, sobre lo injusto que era que él estuviera en la cárcel cuando los verdaderos criminales estaban libres. También me contó que un grupo de funcionarios del Estado habían intentado sobornarle, y que, cuando se negó, se propusieron acabar con él. Se lamentaba por su esposa e hijos, de los cuales se había alejado, y me dijo que sabía cosas sobre los altos mandatarios del planeta que, si las revelaba, le matarían. Estaba paranoico, por decir algo.

Al principio, le escuchaba intentando ser comprensivo. Pero, en cuanto hubo terminado con la larga y triste historia, empezó otra vez desde el principio; y, otra vez, entre cafés, a la hora de la comida, y luego en la cena, siempre como si fuera la primera vez. ¡Yo también me estaba deprimiendo al escucharle! Era como un disco rayado que se reproducía incesantemente en su cabeza, y cuando abría la boca era para hacerlo en voz alta. Cualquier intento de cambiar su repetitiva melodía era inútil.

Sabía que la respiración consciente tenía el poder de corregir ese patrón de diálogo interior negativo, en mayor o menor medida. El suyo era un caso extremo. Ni siquiera podía convencerle para que se levantara y se moviera o, simplemente, para que dejara de hablar o intentara respirar durante unos minutos. Parecía que le resultaba imposible escuchar algo de lo que le estaba diciendo o hacer algunas de las cosas que le sugería. Su mente, que era como un rottweiler no entrenado, le conducía una y otra vez a la misma pista deprimente y familiar.

Gracias a mi insistencia, empezó a decelerar y accedió a probar la respiración consciente. Fue una lucha para ambos, y parecía imposible conseguir que se ciñera al proceso durante algo más de unas pocas respiraciones. Así que optamos por probar con una meta menos ambiciosa: concentrarnos en hacer diez respiraciones completas sin pararse ni para tragar, hablar, rascarse o estirarse. Eso era: ¡una minimeta!

Tras varios intentos, por fin lo consiguió. Luego nos propusimos hacer veinte, y luego, treinta. Nos propusimos hacer tres minutos completos de respiración sin pausas, continuada y conectada (conocida como la técnica del Rebirthing, creada por Leonard Orr): inspiraciones activas y espiraciones pasivas, sin pausas entre las inspiraciones y espiraciones, ni entre las espiraciones e inspiraciones.

Después de la práctica de tres minutos, me habló largo y tendido sobre los extraños sentimientos y sensaciones que le había activado en el cuerpo la respiración. Parecía que esos sentimientos eran lo bastante fuertes como para distraerle de su habitual tendencia de pensamientos negativos. La respiración se estaba imponiendo a su diálogo interior negativo. Estaba empezando a salir de su cabeza y a entrar en su cuerpo. Cuando hubo finalizado su segunda ronda de tres minutos, tuvo una experiencia increíble. Se le iluminaron los ojos y empezó a sonreír. «¡Hemos de celebrarlo!», exclamó. Le visité durante las dos semanas siguientes, y todo ese tiempo permaneció en ese estado positivo.

Tomó su móvil y llamó al líder de un famoso grupo musical argentino. Al día siguiente, el grupo de músicos estaba en el patio de la cárcel actuando para nosotros en directo. Se reía, cantaba y bailaba, con pañuelos en ambas manos. Esto volvió a confirmarme el poder que tiene la respiración consciente para interrumpir nuestro diálogo interior e invertir las espirales descendentes y negativas más extremas.

Desapégate de los pensamientos que te limitan en la vida

Binnie A. Dansby es una maestra inspiradora, gran terapeuta, sanadora, escritora y filósofa. Es una de las expertas en trabajo de respiración más reconocidas del planeta, así como la fundadora de un sistema de desarrollo personal y profesional denominado Source Process ('Proceso Fuente'), que cuenta con un buen número de herramientas y técnicas para desarrollar el poder personal. Lleva más de treinta años ayudando a las personas a curarse y a liberarse de las viejas heridas que les han ocasionado los sentimientos de miedo, de no estar a la altura y de limitación.

Su trabajo gira en torno a los recuerdos de nuestra etapa prenatal que están almacenados en todas las células de nuestro cuerpo. Dansby considera que nuestra conciencia de sociedad la adquirimos y la fomentamos en el útero, y que la calidad de nuestro nacimiento afecta a la calidad de nuestras vidas, y ésta, a su vez, condiciona la calidad de la sociedad.

Curar los traumas del nacimiento es el proceso de cambiar las decisiones limitadoras que tomamos cuando respiramos por vez primera. La curación empieza en el momento en que aceptamos la posibilidad del cambio de seguir evolucionando en todos los niveles de nuestra existencia, tal como hicimos en el útero. Curar la primera respiración, sin embargo, es un proceso que no siempre es placentero ni está exento de sufrimiento.

En realidad, el proceso de crecimiento y evolución nos obliga a trascender nuestros viejos conceptos de confort y a cruzar nuevas fronteras. Podemos adentrarnos en una nueva experiencia expandida de unión con nuestro cuerpo. Podemos confiar en el proceso de la vida como proceso curativo.

El año pasado, en una charla durante un almuerzo en el marco de un congreso, Binnie dijo: «El Source Process y el trabajo de respiración es una filosofía y una práctica psicoespiritual que incluyen la herramienta de la respiración para liberar el estrés fisiológico y psicológico. Se puede eliminar el trauma primario y transformar la impresión subconsciente del nacimiento, en un agradable acontecimiento de despertar».

El objetivo final del Source Process es liberar la respiración de las constricciones físicas, provocadas por el dolor y el miedo, que experimentamos en el nacimiento, y favorecer la integración de las «afirmaciones arquetípicas». Las afirmaciones arquetípicas son pensamientos primordiales que nos ayudan a descubrir pensamientos específicos que nos limitan en la vida, para que podamos liberarlos de nuestra conciencia. Son la respuesta terapéutica a los «pensamientos negativos arquetípicos».

La práctica de la respiración consciente y conectada junto con las afirmaciones es un método para crear cambios en la conciencia y en la conducta al que el tiempo le ha dado la razón. La unión de estas dos poderosas fuerzas bajo una atenta supervisión produce resultados psicológicos y fisiológicos sostenibles.

Cada afirmación arquetípica corresponde directamente a un centro de energía o chakra específico, y al color asociado a ese centro o sistema corporal. Las listo a continuación:

Primer chakra, en la base de la columna, rojo: «Mi cuerpo está a salvo, a pesar de lo que sienta. Soy la tierra; soy la creatividad».

Segundo chakra, ombligo, naranja brillante: «Estoy rodeado de amor y apoyo por parte de todos los seres que hay en mi vida. Todas las cosas y todos los seres que tienen una forma física están aquí para apoyarme en mi aspecto físico».

Tercer chakra, plexo solar, amarillo: «Todos mis sentimientos son seguros. Soy yo quien elige qué pensar y cómo utilizar mi energía».

Cuarto chakra, corazón, verde: «Soy el hijo o la hija inocente de un universo amable. Me merezco experimentar todo mi amor y compasión».

Quinto chakra, garganta, aguamarina: «Soy una expresión del amor. Mi expresión es dar la bienvenida».

Sexto chakra, tercer ojo, azul oscuro: «Estoy conectado en el amor con todo lo que vive y todo lo que respira. Estoy conectado con la inteligencia divina, que conoce lo que es bueno para mí».

Séptimo chakra, coronilla, púrpura real (una mezcla de color rojo para la seguridad y color azul para la conexión): «Soy espíritu manifestándose en una hermosa forma física. Soy un regalo de Dios a la tierra. Mi amor es recibido».

RESPIRA AHORA:
PRÁCTICA DE LAS AFIRMACIONES ARQUETÍPICAS

Nuestra mente genera decenas de miles de pensamientos al día. Las decisiones que tomamos respecto a qué vamos a prestar nuestra atención están condicionadas por nuestras creencias primordiales, las decisiones y los pensamientos arquetípicos que residen en lo más profundo de nuestro ser.

Somos conscientes de algunas de estas creencias profundas, pero no de otras. La respiración combinada con las afirmaciones arquetípicas puede ayudarnos a descubrir estas falsas creencias sobre la vida y sobre nosotros mismos que acarreamos desde nuestro nacimiento.

1. Empieza respirando suavemente y a fondo, con un ritmo continuo y conectado, y presta atención a los pensamientos que aparecen cuando introduces una afirmación arquetípica. Deja que fluyan tus pensamientos. No los personalices.

2. Respira profundo y elige si quieres prestar atención a una afirmación arquetípica o a algún pensamiento negativo que la respiración saque a la luz. Elige tu fuente.

    Respira y sé consciente de que: *No soy ninguno de mis pensamientos. Soy conciencia cocreadora, que elijo en cada momento cómo utilizar mi valiosa energía.*

3. Haz una respiración profunda y completa y pregúntate: «¿Qué tipo de pensamiento va a generar un sentimiento de paz y conexión, de alegría y satisfacción? ¿Qué pensamientos o entorno elijo conscientemente para alimentar mi respiración, mi energía vital, para conseguir la salud y el bienestar óptimos? ¿Qué elijo inhalar? ¿Qué elijo inspirar?»

La palabra «inspiración» se refiere tanto a la respiración como al principio creativo. Lo que te inspira a ti se convierte en la inspiración que tú eres para los demás. Sé consciente del impulso creativo que surge al respirar conscientemente. Permítelo y la inspiración se expandirá en ti. Lo que te inspira a ti despierta tu verdadero ser y propósito. Cuando te permites ser creativo, despiertas ese impulso en los demás. La expresión de tu verdadero ser es una inspiración para todos.

Para más información sobre Binnie y su trabajo, puedes visitar: http://binnieadansby.com/.

El doctor Stanislav Grof y la respiración holotrópica

Ningún libro que trate sobre el movimiento actual del trabajo de respiración podría considerarse completo sin hacer mención al doctor Stanislav Grof y la respiración holotrópica.

Stanislav Grof nació en Praga en 1931, se licenció en medicina en la Universidad Carolina y obtuvo su doctorado en la Academia Checoslovaca de las Ciencias. Participó en las primeras investigaciones sobre el LSD, gracias a las cuales descubrió que el trabajo de respiración podía producir muchos de los beneficios de las drogas psicotrópicas sin los riesgos que entrañaban las sustancias químicas. Es uno de los fundadores de la psicología transpersonal y fue fundador y presidente de la Asociación Internacional Transpersonal.

El doctor Grof presentó al mundo un nuevo paradigma en la psicoterapia, una nueva forma de psicología que integra los aspectos espiritual y místico de la vida, que considera que la curación es un proceso autorregulado y tiene lugar en el corazón. Es una innovación radical, y difiere por completo de las terapias cognitivas que se basan en hablar.

La respiración holotrópica se centra en fluir, en un proceso, más que en una meta o en un resultado. Conduce al alma espontáneamente a la experiencia de nuestra propia divinidad. Se anima a los participantes a que inicien la sesión con una respiración rápida, no demasiado profunda, enlazando la inspiración y la espiración en un ciclo de respiración continua (muy parecido al Rebirthing Breathwork). Una vez iniciado el proceso, cada cual encuentra su propio ritmo y forma de respirar.

El trabajo de respiración holotrópico se puede utilizar para intensificar las emociones y las energías físicas subyacentes a diversos asuntos y síntomas para que se conviertan en una experiencia consciente y puedan expresarse plenamente. La calidad de la atención y de la actitud hacia la experiencia es más importante que la velocidad y la intensidad de la respiración. Las sesiones incluyen música estimulante y rítmica, que variará según la etapa del proceso. La combinación de música con respiración rápida tiene un notable efecto activador sobre la mente y el poder de expandir la conciencia. A los participantes se les pide que suspendan toda actividad intelectual, que es una forma de evitar el impacto emocional.[9]

Esto ha sido una breve descripción de la respiración holotrópica. No todo el mundo es apto para este tipo de trabajo, porque en algunos casos, puede tener desagradables efectos negativos. Lo mejor es que leas el libro del doctor Grof *La respiración holotrópica: un nuevo enfoque a la autoexploración* y visites las páginas web: http://groffoundation.org o www.stanislavgrof.com.

Respira para expulsar el estrés

El tema del estrés se ha abierto camino hasta llegar a convertirse en un fenómeno cultural. Sin embargo, en su mayor parte sigue sin ser reconocido ni tratado en nuestra vida cotidiana, y sus debilitadores efectos se ensañan con nuestro cuerpo, nuestra mente y nuestro espíritu.

Padecemos un sinfín de síntomas físicos, emocionales y psicológicos provocados por el estrés, pero cuando tenemos que hacer algo al respecto nos contentamos con tratar los síntomas en lugar de ir a las causas.

En realidad, un poco de estrés es bueno, incluso necesario. Lo necesitamos para crecer y para desarrollar resiliencia. Lo que importa es cómo pensamos y reaccionamos al mismo. El estrés bien utilizado y canalizado puede reforzarnos y darnos información.

El endocrinólogo húngaro Hans Selye, que fue quien acuñó el término «estrés», dijo que si hubiera tenido más dominio de la lengua

---

9. Stanislav Grof y Christina Grof, *Holotropic Breathwork: A New Approach to Self-Exploration and Therapy*, State University of New York Press, Albany, Nueva York, 2010. (Versión en castellano: *La respiración holotrópica: un nuevo enfoque a la autoexploración y la terapia*, La Liebre de Marzo, Barcelona, 2011.)

inglesa habría usado la palabra «strain» ['esfuerzo'], porque eso es a lo que se refería realmente. La confusión que suscitó provocó todas las discusiones sobre el estrés «bueno» y el «malo».

Por la conveniencia de esta explicación, supongamos que el estrés es «malo». Imaginemos que se ha convertido en un problema que hemos de solucionar, controlar, reducir o superar. En tal caso, contemplémoslo desde una perspectiva holística, como un tema del espíritu, de la mente y del cuerpo. Veámoslo con la inteligencia de la mente, la del cuerpo y la del corazón. Afortunadamente, la respiración es esencial para los tres.

Hay formas de respirar que reducen el estrés y formas que lo exacerban o, incluso, lo provocan. Ahora veremos algunos de esos patrones respiratorios. Una regla que no falla contra el estrés es «lento y profundo». Eso implica respiración diafragmática lenta preferiblemente a un ritmo de seis a ocho por minuto, o más lenta si a la persona que la realiza no le presenta dificultad alguna.

Otro patrón respiratorio que se usa para aliviar el estrés es que la espiración sea más larga que la inspiración. Extiende o alarga deliberadamente tu espiración mientras te concentras en soltar y relajar. Aquieta tu mente, controla tu diálogo interior e inicia conscientemente un diálogo interior positivo; las afirmaciones positivas pueden ser una gran ayuda para este proceso.

Una de las mejores maestras que conozco en el ámbito del tratamiento, la prevención y la recuperación del estrés no es un miembro del ejército, ni un atleta de deporte extremo, ni una directora ejecutiva de alto nivel. Es una brillante, inteligente y amable doctora, una profesional de la medicina integrativa de Johannesburgo, Sudáfrica. Se llama Ela Manga y se dedica a reintroducir el mindfulness[10] en la medicina.

---

10. El mindfulness o atención plena es una actitud frente a la vida que consiste en darse cuenta de lo que estamos haciendo, pensando y sintiendo en el mismo momento en el que eso ocurre.

La doctora Manga está especializada en «canalizar la energía» y ha escrito un libro sobre el tema, titulado *My Energy Codes*. A través de esta metodología, ayuda a las personas, individualmente y en grupo, a curar los efectos del estrés y del agotamiento. Enseña a sus pacientes, clientes y alumnos la diferencia entre la energía genuina o natural, la que nos restaura y la «energía adrenalizada», que agota nuestra fuerza vital y genera estrés.

En su libro, escribe:

> *Nos enfrentamos a una crisis global de energía personal y colectiva. Estar ocupados y exhaustos se está convirtiendo en una historia compartida de la vida moderna. Sentirnos como zombis con los ojos abiertos es un estado común colectivo. Las estadísticas ponen de manifiesto que el agotamiento es un fenómeno alarmante y común en nuestros tiempos. No podemos esperar a que nuestra salud y rendimiento estén en peligro para interesarnos por la energía... La naturaleza de la vida moderna nos exige que desarrollemos nuevas habilidades para crecer y medrar. La canalización de la energía es una de ellas.*[11]

La doctora Manga enseña a canalizar la energía a través de lo que ella llama «las cinco leyes de la energía». Ella y yo hemos creado un conjunto único de ejercicios de respiración y meditaciones, basándonos en estas leyes.

1. Ondas: la energía se manifiesta en ondas. Toda la naturaleza vibra al ritmo de las fluctuaciones entre el estado activo de energía alta y el estado de relajación. Lo podemos observar en las olas del mar, en los ciclos de la luna, en las estaciones, en los latidos de nuestro corazón y, cómo no, en nuestra respira-

---

11. Doctora Ela Magna, *My Energy Codes* (manuscrito no publicado, 2016), archivo en PDF.

ción. El propio funcionamiento de nuestras células depende de la oscilación de esta energía. Esta oscilación nos exige que equilibremos nuestro sistema. Para ello hemos de equilibrar nuestra respiración: igualar la inspiración, que activa la rama simpática del sistema nervioso autónomo, y la espiración, que activa la rama parasimpática.

Práctica de respiración: inspira y espira a un ritmo de uno y uno. Según tu habilidad y tu grado de confort, o según el estado de energía en que te encuentres, puedes inspirar durante un segundo y espirar durante otro segundo; o inspirar y espirar en dos segundos cada uno; o en cuatro y cuatro, ocho y ocho, etcétera.

Se produce una ligera pausa entre la inspiración y la espiración, y entre la espiración y la inspiración; es un momento muy consciente y deliberado de transición.

2. Punto de quietud: el movimiento, el crecimiento y la expansión dependen de estas ondas y ciclos, pero también de anclarnos en un centro de equilibrio donde hay quietud y calma. Es el ojo del huracán. Es la verdadera fuente de la energía natural y de la creatividad, que solemos sentir en la montaña y cerca del mar. Cuando conectamos con esta fuente de energía e inspiración estamos en paz, somos felices y compasivos, estamos calmados, confiamos y estamos conectados con nuestra intuición y auténtico poder.

Práctica de respiración: ese punto de quietud se encuentra en la pausa que se produce al finalizar la inspiración o al finalizar la espiración. Si cero equivale a vacío completo y diez a totalmente lleno, lo que necesitas es cinco. Si no has realizado el suficiente entrenamiento en respiración como para reconocer fácilmente este punto intermedio, basta con que inspires profundamente y luego dejes salir el aire dando un suspiro relajante. Cuando el aire se detiene espontáneamente al salir, deberías estar cerca de ese punto neutro intermedio. Detente en él. Descansa en él. Relájate en él. Medita en él.

3. Los tres portales: la energía natural o auténtica se manifiesta en nuestro sistema a través del cuerpo físico, la mente y el corazón. Es imprescindible que entendamos y trabajemos estos portales y desarrollemos la inteligencia corporal, mental y del corazón.

Práctica de respiración: en primer lugar, imagina que inspiras con y desde el centro de tu cerebro (la glándula pineal). Concéntrate en esa zona al inspirar y al espirar (quizá de una a tres respiraciones). Luego respira con y desde la zona inferior de tu abdomen, el lugar denominado *dantien* en China o *hara* en Japón. Es tu centro de gravedad; se sitúa a unos cinco centímetros por debajo del ombligo, en el centro entre el abdomen y la espalda (de nuevo, de una a tres respiraciones). Por último, concéntrate en el centro de tu corazón. Respira con y desde ese lugar (de una a tres respiraciones). Repite este ciclo, concentrándote en estos tres puntos inteligentes de tu cuerpo, tu mente y tu corazón.

4. Único: todo ser vivo es una manifestación única de la energía creativa. Ni una sola hoja es idéntica. Ninguna persona es igual, así que cada cual tiene su método personal para estimular y manifestar su energía.

Práctica de respiración: aquí es donde puedes ser muy creativo. Puedes inventar patrones interesantes, jugar con el ritmo, la velocidad, el volumen, la concentración, el sonido, etcétera. Es la versión respiratoria de danzar. Se trata de jugar y de ser creativo. Un ejemplo sencillo podría ser respirar al sencillo ritmo de «un, dos, cha cha chá», o al ritmo del vals: «un-dos-tres, un-dos-tres», o hacer una serie de inspiraciones en pequeñas bocanadas y espirar con un largo *ahhh*. No hay reglas. Estás dando rienda suelta a tus energías creativas con la respiración. Otro juego podría ser hacer que cada respiración fuera diferente de la anterior, variar cada respiración de manera que no haya dos iguales. Que la comodidad y el placer sean tus guías.

5. Mover y cambiar: en la física, la ley de la energía afirma que ésta ni se crea ni se destruye, solo cambia de forma. La energía nunca es constante. Siempre se mueve y cambia de forma. Por ejemplo, podemos transformar la energía mental en energía física o la energía física en energía emocional.

Práctica de respiración: si estás estresado o tienes ansiedad, intenta transformar esa energía emocional o mental en energía cinética física, alargando la respiración. Así se activa el nervio vago, que estimula el sistema nervioso parasimpático. Ésta es una manera rápida y sencilla de «cambiar tu estado».

El ABC de la doctora Ela Manga

La doctora Manga también utiliza el trabajo de respiración para ayudar a las personas a sentirse bien con sus sentimientos. Dejar espacio a los sentimientos («sentirlos en vez de fomentarlos») es una forma muy potente de crear nuevas vías neurales. Ha creado un código de energía para ayudar a sus pacientes, que ha denominado ABC (por sus siglas en inglés):

Conciencia (*Awareness*): ser consciente de lo que estás experimentando física, emocional y mentalmente sin hacer nada al respecto.

Respiración (*Breathing*): dejar espacio a aquello de lo que estás siendo consciente, respirando en ello y dándole libertad de movimiento.

Elección consciente (*Conscious choice*): una vez hayas hecho A y B, estarás más preparado para responder conscientemente a una situación y tomar una decisión al respecto, en lugar de reaccionar a la misma de la manera habitual o contraproducente.

Puedes obtener más información sobre la doctora Ela Manga visitando su página web: www.drelamanga.com.

El trabajo de respiración en el mundo de los guerreros

Si hay un lugar en el mundo donde se necesite ser consciente y tener energía, valor, resistencia, gracia y poder, es en el campo de batalla. Los soldados han de poder manejar y controlar su mente, su cuerpo y sus emociones, y la respiración es la clave para despertar y reforzar estas cualidades. No importa qué tipo de líder seas; cualquiera puede utilizar las técnicas respiratorias que pueden ofrecernos los siguientes guerreros. Una victoria en la sala de juntas, puede ser tan importante como una victoria en el campo de batalla.

Mi amigo Leonard Orr dijo una vez: «Todos seguimos a alguien. ¡Y quizá la persona a la que sigues te esté siguiendo a ti! Por lo tanto, quizá lo que tengamos que hacer sea dejar de seguir y empezar a guiar». En cierto modo, todos estamos destinados a ser líderes.

Si tienes un puesto de mando oficial en cualquier campo (negocios, deporte, medicina, educación, asesoramiento) necesitarás valor y coraje, tendrás que saber mantener la calma y rendir bajo presión, y el trabajo de respiración te ayudará a encarnar estas habilidades.

A continuación narro las historias y técnicas de varios maestros, de personas que practican, enseñan y dirigen. Son guerreros en el verdadero sentido de la palabra. Me han convertido en un verdadero líder y tengo el honor de que se encuentren entre mis amigos, maestros y alumnos.

Brigadier general James Cook, ejército de Estados Unidos (retirado)

Mi amigo, el general Cook, ha pasado casi treinta años en el ejército. Está licenciado en bioquímica y tiene muchos conocimientos de fisiología. Ha sido soldado de infantería, se graduó como *ranger* de las fuerzas aerotransportadas y se jubiló como general en 2012. Fue el vigésimo comandante de la 91.ª División de Entrenamiento, que es la que se encarga del entrenamiento de todos los servicios de despliegue para contingencias en el extranjero y misiones humanitarias. También practica apnea y meditación budista.

—Voy al mar para reavivar mi creatividad y mi paz —me dijo.

Para valorar el equilibrio básico del general Cook como combatiente y en sus labores humanitarias, hemos de reconocer que la fuente se encuentra en sus padres. Su padre era un soldado que fue destinado a Japón durante la ocupación de dicho país, donde conoció a su futura esposa y se enamoró de ella; tras un largo cortejo, se casaron y tuvieron a James. Su padre era descendiente de irlandeses y de nativos americanos, y por las venas de su madre corría sangre de samurais. Aunque James nació en Japón en una época de muchas turbulencias, sus padres le educaron con los valores de la unión sinérgica de tres hermosas culturas, y él recibió los beneficios que eso conlleva.

Durante nuestra primera sesión, el general Cook entró en un estado de energía, confianza y calma, que él llama su «centro de sentimientos pacíficos».

Una vez le pregunté cómo utiliza su respiración y qué beneficios tiene la respiración consciente. Y me respondió:

—Ser consciente de la respiración es meditación, y la meditación es el método perfecto para el entrenamiento de la atención o concentración.

»Utilizo la respiración para eliminar todo el ruido y la basura de mi cuerpo. Es como una limpieza energética profunda. La utilizo en los momentos críticos, y también en mi vida cotidiana, por ejemplo, cuando necesito "interiorizarme" o aislarme del ruido y las distracciones mentales.

»La mente puede fabricar muchos miedos y es esencial que sepamos distinguir entre lo real y la invención propia; de lo contrario, cuando solo tienes una décima de segundo para reaccionar, puedes equivocarte.

La respiración nos mantiene conscientes, presentes y en contacto con la realidad.

El general Cook me contó una experiencia que tuvo durante un simulacro de patrullaje en su entrenamiento para *ranger* del ejército, una gélida noche de nieve. En pocas palabras, ¡se despeñó por la ladera de una montaña! Rodó, dio vueltas y rebotó por un desnivel de más de sesenta metros en la más completa oscuridad. Mientras le estaba sucediendo, en lugar de entrar en pánico, recurrió a su entrenamiento. Me lo describió como una calma serena «que me cubrió como si fuera una manta»; sentía como si algo estuviera guiándole desde dentro.

No solo consiguió sobrevivir, sino que no se rompió ni un hueso. Cuando por fin se detuvo al pie de la montaña, se dio cuenta de que no había soltado su M-16. Éste es el tipo de presencia mental que necesitamos en un soldado. ¡No me extraña que ascendiera hasta ser general!

—Esta paz que sobrepasa toda comprensión mental, al ego le puede resultar difícil de entender —me dijo.

Y luego me contó un incidente divertido que le sucedió en Irak, cuando una noche decidió unirse a sus hombres en un convoy de seguridad. No era su responsabilidad, pero, según dijo:

—Quería estar con mi gente. Forma parte del liderazgo.

Todos iban vestidos con el equipo completo de protección e iban en un MRAP (un vehículo militar blindado especialmente equipado para resistir a las bombas de carretera).

Mientras iban en el vehículo, él respiraba, meditaba y practicaba la conciencia situacional para establecerse en ese «estado de paz interior»—. Sus hombres no dejaban de mirarle y de preguntarle si se encontraba bien. Y él no dejaba de responderles: «Pues claro».

—¿Por qué seguís preguntándomelo? —les preguntó al final.

—Señor, ¡es que parece demasiado tranquilo!

La combinación de paz interior con energía y estado de alerta genera un poderoso estado, que él ha aprendido a conseguir a través de la respiración.

En otra ocasión, participaba con la 82.ª División Aerotransportada en un ejercicio de ataque nocturno en Yakima, Washington. Dirigía una sección que estaba acorralada bajo el fuego de morteros de gran tamaño. Hacía mucho frío, pero su entrenamiento de *ranger* le había enseñado que la mente domina la materia: «Si no te importa, no importa».

Mientras respiraba y se relajaba, observó un área a unos doscientos metros que «parecía más caliente» y le indicó a su sección que se trasladara allí. En cuanto se acomodaron en la nueva localización, por error un mortero alcanzó justamente la zona donde habían estado unos momentos antes. Nadie resultó herido, pero un trozo de metralla abolló su casco. Todavía la conserva como recuerdo de su intuición.

El general Cook dice que el trabajo de respiración nos conecta con una especie de GPS interior.

—Llámalo intuición o como quieras llamarlo, pero es real. Y todos hemos de aprender a conectar con él practicando la conciencia de la respiración. Todos tenemos un escudo o una facultad natural para evitar el peligro, que se manifiesta a través de una percepción inconsciente o del sentimiento intuitivo. La respiración meditativa despierta y refuerza esta habilidad.

Al general Cook le encanta el buceo libre.

—En cuanto pongo mi cara en el agua, ¡entro en la zona! —me dijo una vez. La retención de la respiración despierta una especie de música en su interior. Es un estado de ausencia de pensamientos. Cuando nos concentramos solo en el aspecto técnico nos perdemos toda la belleza. Es una cuestión de libertad. Se trata de pasar a formar parte del agua, de fluir.

El general Cook se dedica activamente a ayudar a los veteranos sin hogar y a los que padecen TEPT y lesiones cerebrales por traumatismo (LCT): «El secreto está en ser amable y escuchar».

Una de las primeras cosas que hizo cuando se retiró fue dejarse crecer el pelo. En dieciocho meses le creció 33 centímetros. Luego se lo fue a cortar y lo donó a Locks of Love ('Rizos de amor'), una organización que ayuda a las personas con cáncer o que están en tratamiento de quimioterapia. Es todo corazón, y, cuanto más respira, ¡más grande se vuelve su corazón!

Su práctica favorita es la conciencia de la respiración u observación de la respiración, que realiza conjuntamente con la conciencia situacional: utiliza la respiración rítmica, silenciosa y lenta, para mantenerse en un estado de energía, alerta, calma y relajación. Su inspiración y su espiración permanecen iguales, equilibradas y suaves, y permanecen estables incluso en los momentos de estrés extremo.

Para más información sobre el general Cook, visita su página web haiku: www.zenroadwarrior.com.

Mark Divine, excomandante de los Navy SEAL

El comandante Mark Divine es verdaderamente un ser humano excepcional. Encarna las virtudes necesarias para ser el mejor en cualquier campo y es una persona muy humilde: tiene cerebro. Tiene pelotas. Y, lo más importante de todo, tiene un gran corazón, ¡del tamaño del monte Everest!

El comandante Divine se graduó en demolición subacuática básica/SEAL con honores. Lo que significa que fue el primero de los 185 hombres que empezaron el entrenamiento y de los 19 que lo completaron. Actualmente, exitoso hombre de negocios y entregado padre de familia, también es autor de *Pensar como los mejores guerreros* y *8 Weeks to SEALFIT* y *Unbeatable Mind*. El último libro que ha publicado es *Kokoro Yoga*. Es director del SEALFIT Training Center de San Diego, California. Es un ejemplo de gran parte de lo que menciono en este libro: es un hombre normal que aprendió a usar la respiración para poder alcanzar niveles de rendimiento extraordinariamente altos y estados cumbre de fluir.[12]

Mark ha desarrollado el modelo de las Cinco Montañas. Éstas representan cinco áreas de la vida que considera que todos tenemos que dominar.

1. Montaña física.
2. Montaña emocional.
3. Montaña psicológica.
4. Montaña intuitiva/conciencia
5. Montaña *kokoro* o espiritual.

12. Mark Divine, *8 Weeks to SEALFIT: A Navy SEAL's Guide to Unconventional Training for Physical and Mental Toughness*, St. Martin's Griffin, Nueva York, 2014.

También ha creado un programa llamado 20X Challenge ('Reto x 20'). Se basa en forjarte la creencia de que puedes conseguir veinte veces más de lo que crees que eres capaz, y en crear un método sistemático de probarte que es cierto. «Nuestro espíritu crece con los retos», nos dice. Hace que sus alumnos y clientes creen y alcancen retos diaria, semanal, mensual y anualmente.

Cuando le pregunté cómo podía mantener esos niveles de potencial y rendimiento tan altos, me respondió: «Con la respiración».

—En lo que respecta a la respiración, todo es cuestión de entrenamiento. Los conceptos no te llevan a ninguna parte, el entrenamiento sí te lleva adonde quieras llegar.

El comandante Divine me reveló su arma secreta cuando ingresó en los SEAL, que le dio ventaja sobre los demás: hacía varios años que practicaba respiración y meditación con un maestro zen japonés.

Observó que los demás candidatos para SEAL se esforzaban y se quedaban atrás porque no habían aprendido las técnicas de la conciencia y el control de la respiración ni sabían cómo manejar sus estados mentales y emocionales. También se dio cuenta de que «es más fácil seguir el ritmo que alcanzar a alguien».

Le pedí que me explicara cómo utiliza la respiración antes de entrar en combate, durante el mismo y después de la misión. Le pregunté qué les enseñaba a sus hombres cuando se dirigían en helicóptero a una misión.

Les enseñaba a practicar el control de la respiración. La técnica básica es la respiración de la caja. Esto significa inspirar contando cuatro, retener el aire contando cuatro, espirar contando cuatro y retener con los pulmones vacíos contando cuatro. (También puede ser 5-5-5-5 o 6-6-6-6. De lo que se trata es que la duración de la inspiración, la espiración y las pausas sea idéntica.)

A practicar el control de la atención y de la excitación. Ésta es la parte de manejar los estados mentales y emocionales. Les aclaraba que esto es mucho más importante que solo las habilidades físicas o atléticas. Les hablaba de alimentar al «lobo del valor» y de matar de hambre al «lobo del miedo». Esto significa que no podemos permitir ninguna imagen que degrade nuestra actuación o diálogo interior negativo. Significa que solo entablamos diálogos interiores positivos, y que visualizamos el éxito.

Les enseñaba el uso de las afirmaciones de poder como «¡Esto va a ser pan comido!» o «¡Ya lo tengo!» Dice que su favorita, la que le ayudaba en los momentos difíciles en el entrenamiento de los SEAL, era: «¡Tener buen aspecto, sentirse bien, esto es Hollywood!» Dice que repetirla como un sonsonete hace que funcione aún mejor.

«Cuando estás sobre el terreno, pasas a la respiración táctica.» Eso significa que dejas de retener la respiración y respiras sin hacer pausas, inspiras en cuatro y espiras en cuatro. Inspira y espira por la nariz, o inspira por la nariz y espira por la boca.

—El entrenamiento respiratorio nos conduce a un rendimiento de orden superior, donde nuestro cerebro perceptor explora automáticamente los peligros y las oportunidades.

Divine sabe que la respiración consciente nos permite acceder a todo el potencial del cerebro: no solo al pensamiento y a la planificación, sino también a la intuición y a las percepciones.

Cuando ha empezado el juego, cuando estás en acción, cuando estás ocupado cumpliendo tu misión, es el momento de plantear y lograr «micrometas»: identificar una cosa que se ha de hacer y hacerla. Concentrarte en ello, completarlo y pasar a la siguiente.

—Lo más importante junto con la respiración es el control mental o emocional. Con la práctica, la positividad se convierte en un mantra silencioso que se repite como música de fondo, mientras cumples con tu deber.

Resume sus prioridades de esta manera: control de la respiración, control de la excitación, control de la atención y fijar metas (cumplir micrometas).

—Cuando dudes, vuelve siempre a la respiración.

¿Entiendes ahora por qué adoro a este hombre?

Después de la misión aconseja a sus hombres que hagan la «respiración de la caja», individualmente o en grupo. Han de concentrarse en lo que ha ido bien y en lo que ha ido mal, reconstruirlo y olvidarse de las lamentaciones. Para recuperarse, aconseja movimientos suaves o estiramientos mientras practican la respiración «para drenar el estrés de los músculos». También enseña la «respiración de relajación», espirar en el doble de tiempo que la inspiración.

Para ilustrar el potencial y el valor de este entrenamiento en la respiración, Mark me contó una experiencia que tuvo lanzándose en paracaídas, cuando otro paracaidista perdió el control y chocó contra él provocando que su paracaídas se rompiera en medio del aire. Tuvo que soltarse del paracaídas. Se vio obligado a hacer caída libre, y cuando solo le quedaban siete segundos, sin perder la calma, se las arregló para abrir el paracaídas de reserva justo antes de tocar suelo. Respiró en ese aterrizaje perfecto, pero duro, a unos 95 kilómetros/hora, ¡sin sufrir ninguna lesión! Lo primero en que pensó fue en el compañero que había colisionado contra él. ¿Estará bien?

Mark Divine guía a las personas para que se conviertan en las mejores versiones de sí mismas. Las anima a que den lo mejor de sí todos los días, pase lo que pase, y las inspira a servir a los demás con integridad y excelencia. Lleva toda su vida estudiando la respiración y practica lo que predica.

A continuación tienes una descripción de su ritual matinal diario; sería una buena idea que crearas algo parecido para ti:

Cuando se despierta, se bebe un vaso de agua y comienza un proceso de gratitud. Hace ejercicio con regularidad, y se prepara para su sesión de ejercicio practicando la respiración de la caja durante unos minutos. Después de hacer ejercicio, practica de quince a veinte minutos yoga, y luego dedica veintidós minutos a estar sentado y concentrado en respirar por la nariz.

Empieza con un patrón de 3-6-6-3 (inspira contando tres, retiene el aire contando seis, espira en seis y retiene con los pulmones vacíos contando tres) durante cinco minutos.

Luego lo hace más lento y pasa al de 4-8-8-4 durante diez minutos (inspirar en cuatro, retener en ocho, espirar en ocho y retener en cuatro).

A continuación pasa a otro más lento, 5-10-10-5, durante cinco minutos. Luego vuelve al primero de 3-6-6-3 dos minutos más. Mientras respira, entabla un diálogo interior positivo y visualiza el éxito.

Si quieres más información sobre este gran hombre, visita su página web: http://unbeatablemind.com/.

Maestro Tom Sotis, luchador de élite especialista en arma blanca

Tom Sotis es el fundador de AMOK! y uno de los mejores instructores especialistas en arma blanca y defensa personal del mundo. Trabaja para algunas de las mejores agencias estatales, militares y de las fuerzas del orden público de Estados Unidos y de todo el mundo.

Es un hombre que ha estado, como se suele decir, «en la línea de fuego» muchas veces, y por eso tiene los conocimientos y las habilidades que solo se pueden aprender y desarrollar cuando has sobrevivido en numerosas ocasiones a altercados en los que tu vida corría peligro.

No he conocido a nadie con sus increíbles poderes sobre la conciencia situacional, el control físico y la energía sutil. Su sistema

AMOK! ha estado evolucionando incesantemente a través de la experiencia constante, las investigaciones y el desarrollo. Y AMOK! se ha convertido en la empresa líder en entrenamiento con arma blanca.

Conocí a Tom hace muchos años a través de un amigo mutuo, John Ebert, hermano de respiración y compañero caminante sobre fuego, junto con Tony Robbins, que también enseña a las personas a caminar sobre las brasas. Lo que enseguida me impresionó de él fue su espíritu guerrero, su auténtico coraje, su gran corazón, su agilidad mental, su sentido del humor y su sentido lúdico. Un importante y saludable equilibrio para ejercer un trabajo tan serio.

Aunque Tom de pequeño tuvo el cariño de su madre, su padre fue un maltratador. (Probablemente esto explique su prematuro interés por las artes marciales y su singular calma, comodidad y gracia ante situaciones de extrema violencia.)

Al convertirse en padre con el nacimiento de su hijo se dio cuenta de que todavía le quedaba trabajo interior que hacer, porque no quería transmitirle a su hijo los patrones negativos que había heredado de su padre. No quería proyectar en él sus asuntos pendientes. Esa sabiduría y preocupación consiguieron que me convirtiera, al instante, en su admirador y defensor de por vida.

Le bastó con una sesión de respiración para limpiar años de «contenido» emocional y psicológico. Y gracias a su nivel de destreza, concentración y disciplina supo adaptar sus conocimientos sobre la respiración y su visión de la misma, lo cual le condujo a un gran progreso en su profesión como luchador de arma blanca. Y a un salto cuántico en su carrera como maestro.

Organicé que Tom enseñara en la antigua Unión Soviética, en los primeros días del *glasnost* y de la *perestroika*. Allí enseñó a las fuerzas rusas de operaciones especiales, a los guardaespaldas del presidente, a los miembros del Spetsnaz, a los policías del departamento antidrogas, a los equipos de liberación de rehenes y a personal de seguridad privada. En la actualidad, cuando voy a Rusia, todavía me encuentro con algunas personas que se acuerdan de sus extraordinarias demostraciones y que comparten sus experiencias de los entrenamientos que hicieron con él.

Puede que no te interese desarrollar las habilidades extremas y específicas que tienen personas como Tom, pero no cabe duda de que puedes hacer buen uso de los ejercicios respiratorios que enseñan y de los principios que aplican.

Tom enseña una serie de técnicas de respiración que se pueden aplicar para realizar prácticamente cualquier deporte o actividad física, desde la esgrima y el billar hasta el judo. Te aconsejo que vayas de una en una, y que las practiques cuando estés realizando una actividad, rutina o ejercicio.

Inspira profundo y retén la respiración todo lo que puedas.

Espira profundo y aguanta todo lo que puedas.

Inspira lentamente y alarga la inspiración hasta llenar los pulmones.

Espira lentamente y alarga la espiración hasta vaciar por completo los pulmones.

Inspira con interrupciones, realizando el mayor número de paradas que puedas hasta llenar los pulmones.

Espira con interrupciones, realizando el mayor número de paradas que puedas hasta vaciar los pulmones.

Hiperventila.

Prueba cada una de estas técnicas respiratorias mientras haces un ejercicio sencillo o alguna actividad cotidiana, para sentir sus efectos. Por ejemplo, hiperventila mientras friegas los platos, o fracciona la inspiración y la espiración, respirando con interrupciones, mientras te atas los zapatos o te vistes. Utilízalas mientras haces tu entrenamiento (ejercicios, rutinas, etc.) para ponerte a prueba y experimentar sus beneficios. Si quieres estudiar directamente con este maestro, visita su página web: http://amok.global/.

Mikhail Ryabko, maestro de artes marciales rusas

Mikhail Ryabko es una leyenda viva en el mundo de las fuerzas de operaciones especiales rusas. Muy pocas personas han visto el tipo de acción o sobrevivido a los tipos de misiones en las que él ha participado, desde redadas antiterroristas hasta liberación de rehenes. Su peculiar enfoque de las artes de la lucha se basa en la respiración, la relajación y, lo creas o no, en el amor.

Tanto él como sus destacados profesores son verdaderos maestros que cuentan con el respeto de los mejores expertos en artes marciales de todo el mundo. Visité al maestro Ryabko en su centro de entrenamiento de Moscú, y cuanto más estaba con él, ¡más deseaba abrazarle!

Llamó a su masajista personal y me dio un masaje de una hora que, sinceramente, me pareció una sesión de tortura. Si no hubiera sido por mi cabezonería de respirar y relajarme en el dolor, dudo mucho que hubiera sobrevivido a la experiencia. Cuanto más me dolía, más recurría a la respiración y a la relajación, y cuanto más me relajaba, más dolor me propinaba el masajista de Ryabko. Daba miedo. Mi traductor no pudo quedarse en la habitación y el cámara se puso malo solo de verlo. Después hablé con Ryabko sobre el dolor, y me dijo: «El dolor es miedo. Punto».

Tuve que aceptar que estaba de acuerdo con la relación entre el miedo y el dolor. Pero no pude distinguir cuál era la diferencia durante mi sesión de tortura (quiero decir masaje). Cuando hubo terminado, mi cuerpo estuvo vibrando durante varias horas a causa de la electricidad. Y he de admitir que al día siguiente me sentía increíblemente cómodo y de maravilla. Y desde aquel día mi cuerpo está más ligero, fuerte, relajado y energizado.

Ryabko también me presentó a su médico personal, que a sus más de cincuenta años es un jugador de *ping-pong* extraordinario. Se dice de él que tiene uno de los derechazos más poderosos del mundo.

Todos sus entrenadores de élite tienen alguna habilidad única y casi sobrehumana, que parece increíble hasta que eres testigo de ella o la experimentas. Lo que todos comparten es la maestría de los principios de la respiración del método Systema. El socio de Ryabko, Vladimir Vasiliev, entrenador de artes marciales ruso, explica la respiración Systema en su libro *Let Every Breath*.... Vasiliev emigró a Canadá y vive en Toronto. Si eres un experto en artes marciales, te interesará conocerle.

Ryabko, al igual que Vasiliev, cuenta con una extraordinaria carrera militar. Tiene la capacidad de demostrar la fuerza más increíble con semejante gracia y facilidad que parece que desafía a las leyes de la física y de la naturaleza, cuando, en realidad, está totalmente sintonizado con esas leyes y vive en armonía con ellas. Es un ejemplo vivo de maestro legendario: posee unas misteriosas y letales habilidades para la lucha. Y, sin embargo, es una persona desenfadada, humilde y amable, un ser verdaderamente adorable y humano.

Ésta es mi interpretación de los siete principios que Vasiliev expone en su libro:

1. Practica inspirar por la nariz y espirar por la boca.

2. Dirige con la respiración e imagina un tren. La respiración ha de ser como la locomotora: no se mueve ninguna parte de tu

cuerpo (ninguno de los vagones) hasta que lo hace la locomotora.

3. No te excedas respirando ni respires menos de la cuenta. Desarrolla la habilidad intuitiva para que la respiración satisfaga y coincida en todo momento con tu energía y tus necesidades de movimiento.

4. Domina la respiración continua (es el mismo patrón respiratorio que se usa en Rebirthing Breathwork, del que hablaremos en el capítulo 4).

5. Practica el movimiento perfecto del péndulo. Esto se refiere al movimiento de oscilación natural completo de los ciclos de la inspiración y la espiración. Esto significa que ni te has de quedar corto con la respiración, ni forzarla más allá de tu velocidad o extensión natural.

6. Practica el principio de independencia. El método Systema enseña que la respiración ha de ser independiente del movimiento. Y tus golpes han de ser igualmente potentes cuando inhalas, exhalas o retienes la respiración. Esto torna obsoleta la vieja máxima de karate de «exhalar cuando golpeas».

7. Concéntrate en la relajación completa. Probablemente, éste sea el principio más sutil y más poderoso de la respiración Systema.

A continuación encontrarás algunos principios y prácticas, y ejercicios y técnicas adicionales, que he aprendido de Mikhail Ryabko:

Utiliza los sonidos de la respiración para concentrarte: altos al principio, suaves al cabo de un rato, hasta llegar a ser casi inaudibles.

Reconoce que la respiración no es solo mecánica o fisiológica; no empieza y termina en los pulmones.

Aprende a llevar la respiración a cada célula (a todo el cuerpo). Aprende a respirar en cada y con cada parte de tu cuerpo.

Utiliza siempre la respiración relajada para pasar del descanso a la actividad, a fin de evitar «arranques en frío». Aprende a sentir las pulsaciones de tu corazón por todas las partes de tu cuerpo.

Alterna entre tensar todo tu cuerpo, empezando por los pies hasta la cara y la cabeza, al inspirar. Luego libera la tensión desde la cabeza hasta los pies al espirar. Practícalo a la inversa: tensa al espirar y relaja al inspirar. Practica un ciclo de inspiración y espiración completo, mientras tensas y relajas.

Retén la respiración en todos los puntos y fases de tus ejercicios, movimientos, rutinas, etcétera. Siéntete cómodo haciendo retenciones cada vez más largas. Aprende a relajarte y a tolerar la falta de aire.

Aprende a combinar la respiración con el movimiento: haz abdominales con la columna recta y las piernas estiradas. Procura enlazar inspiraciones y espiraciones largas con movimientos específicos, series de movimientos, y ejercicios y series de ejercicios diversos.

Aprende a cambiar tu patrón respiratorio para superar la fatiga y tus límites de resistencia. Domina el arte de realizar el mínimo esfuerzo y tensión durante el trabajo y los ejercicios.

Sé creativo al coordinar respiración-cuerpo. Practica inspirar con una parte de tu cuerpo y espirar con otra. Por ejemplo, inspira por un brazo y espira por el otro; o inspira por una pierna y espira por el brazo contrario.

Utiliza la «respiración explosiva» durante los ejercicios largos y extenuantes; por ejemplo, durante las sentadillas lentas. Aprende a «atrapar» el dolor o la fatiga de cualquier parte del cuerpo y expúlsala por la boca.

Aprende a «atar» las respiraciones. Haz varias sentadillas o flexiones de brazos, por ejemplo, durante una inspiración o espiración sencilla. Practica retener la respiración con los pulmones llenos, con los pulmones vacíos y en los puntos intermedios, durante los ejercicios.

Concéntrate en la respiración en pareja: concéntrate en tu propio trabajo interior observando a tu pareja. Copia o imita la respiración de la otra persona. Practica la respiración caminando. Sincroniza la respiración con tus pasos: 1-1, 2-2, 3-3, 4-4, etcétera.

Si tienes una herida o dolor en alguna parte de tu cuerpo, respira por esa parte para aliviar el dolor y acelerar la curación.

Estimula tu creatividad

Barnet Bain es un productor, director y cineasta hollywoodiense que ha escrito el libro *The Book of Doing and Being*. Al leer su libro, no pude evitar darme cuenta de cuántas veces hacía referencia a la respiración. No daba instrucciones específicas, pero era obvio que era muy consciente de la misma y que la utilizaba intencionadamente en su trabajo. Así que quise conocerle.

Desde entonces hemos mantenido conversaciones maravillosas sobre la vida, la respiración, la conciencia y la espiritualidad. Durante una de ellas, Barnet me dijo que un estudio había demostrado que el 98% de los niños de tres años son genios creativos; sin embargo, ¡solo el 2% de los licenciados universitarios lo son![13]

¿Qué nos sucede? ¿Y cómo podemos corregirlo? La respuesta de Barnet: «Cuando hay demasiada vitalidad en el cuerpo, evacuamos el edificio. Cuando los sentimientos se fortalecen en el cuerpo, abandonamos el barco y nos trasladamos a la cabeza. La creatividad no nace en la cabeza, es un regalo que viene de otra parte. Pertenece al corazón. Es algo emocional. Se trata de sentirla. Y por eso, al intentar evitar los sentimientos intensos, nos desconectamos del cuerpo y, por consiguiente, de nuestra creatividad. La solución es volver a conectar con el cuerpo, con el sentimiento, y solo hay una manera de hacerlo: respirando. ¡Todo se basa en la respiración!»

La neurociencia puede ayudarnos a entender esto. Tenemos un cerebro reptiliano que controla nuestra respuesta de lucha o huida. También regula otros sistemas corporales, como la presión sanguínea y otros. Tenemos un cerebro o sistema límbico. Éste es el responsable de la compenetración emocional y de la compenetración, en términos generales: juego, diversión, imaginación, etcétera. Y tenemos el neo-

---

13. Barnet Bain, *The Book of Doing and Being: Rediscovering Creativity in Life, Love and Work*, Atria Books, Nueva York, 2015.

córtex o corteza prefrontal. Es el que se encarga de la función ejecutiva, de la lógica.

Algunas personas vienen al mundo en circunstancias desafortunadas. Por ejemplo, tienen malos padres. Pero, incluso en las mejores circunstancias, lo cierto es que nadie puede satisfacer plenamente las necesidades de otro ser humano. El problema empieza más o menos así: eres un bebé, tienes días, semanas o meses. Tu madre es adorable y te cuida muy bien. Quizá tienes un hermano, quizá tu madre está al teléfono o hablando personalmente con alguien, y en ese momento necesitas su atención. ¿Dónde está? ¡Se ha ido! ¡Me ha abandonado! Esto no es lógico ni racional, porque tu neocórtex no está operativo en ese aspecto. Es una respuesta límbica. Es preverbal. Experimentas un abandono energético. Se produce una desconexión en la compenetración emocional. El bebé la siente y es extremadamente dolorosa.

Ahora tenemos un bebé que está experimentando una falta de compenetración con su madre o con su cuidador. Tiene miedo, se siente abandonado, estresado y padece ansiedad: miedo existencial. Es demasiado. Hay demasiada energía, demasiada vitalidad (vitalidad energética) en ese bebé.

El sentimiento de abandono es demasiado intenso para manejarlo. Su sistema está sobrecargado. ¿Qué hace el bebé? Lo único que puede hacer: abandona el cuerpo, se divide, entra en un estado disociativo. Abandona el cuerpo porque hay demasiada vitalidad: vitalidad corporal dolorosa.

A medida que vamos creciendo, nos vamos volviendo más hábiles en el manejo del abandono y nos entrenamos para abstraernos, para marcharnos. ¡Y también se esfuma la creatividad!

Empezamos con una vitalidad somática. Ponemos en funcionamiento la conciencia corporal y límbica. Y tomamos la decisión precoz de abandonar el barco. Así que ahora vamos a restaurar nuestra relación con la energía primordial femenina que reside en nuestro subconsciente, que es nuestro cuerpo. Para volver a conectar con nuestras energías creativas, hemos de reconectar con nuestros verdaderos sentimientos de vitalidad corporal. El cuerpo lo retiene todo. Nunca miente ni olvida.

Para recobrar nuestra creatividad hemos de volver a aprender a respirar. «¡Pero ahora puede que seas una persona de cuarenta y dos años que vive con un fantasma de la misma edad!», dice Barnet. De modo que el reto está en que cuando empieces a respirar a fondo y con libertad volverás conectar con la misma vitalidad que tiempo atrás te aterrorizó, porque era demasiado grande para que tu pequeño sistema pudiera soportarla, y que fue lo que provocó tu huida.

Lo que sucede automáticamente es que cuando la respiración saca a la luz estos sentimientos dolorosos se activa la función ejecutiva y piensas de manera lógica y racional sobre los hechos y los síntomas médicos. Tienes una experiencia conceptual sobre tus sentimientos, en lugar de una experiencia real de los mismos. Sin la respiración solo puedes tener fotocopias de tus sentimientos. Por ejemplo, el «miedo a la pérdida» no es un sentimiento, es un concepto.

La mente intenta encajar todas las experiencias dentro de lo que conoce. La innovación genuina, la verdadera creatividad, no puede aflorar en la cabeza. Procede del cuerpo y no podemos llegar al cuerpo sin la respiración. No haríamos más que cambiar las cosas de sitio. Barnet nos recuerda que, cuando Einstein estaba bloqueado con un problema, salía de su cabeza. Se iba a navegar, tocaba el violín o hacía la siesta. En otras palabras, conectaba con su cuerpo.

Si empiezas una práctica respiratoria de manera simple y fácil, paulatinamente comenzarás a abrirte a esos canales creativos originales. Empezarás a aprender a mover la energía de la vitalidad por todo el cuerpo, empezarás a darte cuenta de dónde hay bloqueos, de las zonas donde no se registra movimiento alguno, y tendrás una relación más estrecha con tu sistema.

Barnet nos recuerda que la creatividad está totalmente conectada con la respiración. El problema es que la respiración «es como la luz piloto de tu horno: es suficiente para ir tirando, pero no te permite cocinar nada.

»Cuando observas que las personas dejan de respirar cuando les sucede algo desagradable, estás contemplando el mapa de carretera que usaron para salir de la ciudad. Sin embargo, si vives en la cabeza en lugar de hacerlo en el cuerpo, es como leer el contrato de arrendamiento de tu piso en lugar de vivir en él».

Cuando aprendes a salir de tu cabeza, la energía que normalmente empleamos para alimentar al ego está disponible para curar el cuerpo y despertar la creatividad. Al aprender a respirar te liberas de los residuos de los traumas de la primera etapa de tu vida, y esto te permite afrontar los retos de la vida con algo más que no solo con el asustado niño de tres años que hay en ti.

RESPIRA AHORA:
PRÁCTICA PARA ESTIMULAR LA CREATIVIDAD

Aquí tienes una práctica de respiración que enseña Barnet Bain en sus Campamentos de Creatividad y Entrenamientos en Energía Creativa:

En primer lugar, no practiques la respiración diafragmática lenta por la nariz. «Está bien para relajarte y para controlar la ansiedad, pero no te ayudará a sentirte cargado de vitalidad. No despertarás tu vena creativa», dice Barnet, quien pide a la gente que respire por la boca y que dirija la respiración hacia la parte superior del pecho y de la espalda.

Recomienda empezar con cinco respiraciones completas y rápidas. Coloca las manos sobre las clavículas y dirige la respiración hacia la parte superior del pecho. Inspira y espira con la boca bien abierta. Retén la respiración uno o dos segundos, y expulsa todo el aire.

Si notas sensaciones incómodas, aterriza observando y nombrando las cosas que te rodean: «mantel blanco», «ordenador en la mesa», «planta en el estante», «Dan con camisa negra», etcétera.

Cuando sientas que has vuelto a la tierra, haz otras cinco o diez respiraciones completas y rápidas. Vuelve a respirar por la zona clavicular a través de la boca. Inspira, mantén la boca bien abierta, retén uno o dos segundos y expulsa todo el aire por la boca.

Haz gradualmente hasta cincuenta o sesenta respiraciones de este modo, y habrás hecho un gran progreso en eliminar los principales bloqueos de tu creatividad.

La respiración cotidiana

Uno de los principales objetivos del trabajo de respiración es integrar la conciencia de la respiración y la respiración consciente en nuestra vida cotidiana. Esto aporta una cualidad especial a todas las experiencias. Nos conecta con nuestro espíritu, nos permite sacarle más jugo a la vida y nos ayuda a convertirnos en la mejor versión de nosotros mismos en todo lo que hacemos.

Escuchar

En las reuniones o conversaciones usamos la respiración como instrumento de escucha y para profundizar en la misma. Utiliza la respiración para captar el sentido de las palabras de la otra persona. Observa qué sucede con tu respiración cuando alguien dice algo que te hace saltar, o cuando estás esperando para intervenir y exponer tus ideas. Siente tu respiración desde el corazón. Utilízala para escuchar desde el corazón.

Hablar en público

Cuando tengas la oportunidad de hablar, siente que usas tu respiración para dar fuerza a tu voz. Entra en un estado de energía alta y usa la respiración para canalizar esta energía y proyectar tu voz. Emplea la inspiración para recargarte, siente cómo aumenta tu confianza y endereza y adapta tu postura. Sé consciente de la respiración diafragmática, siente que tu ombligo se dirige hacia tu columna al hablar.

El aburrimiento

Si tu mente empieza a dispersarse o te aburres, recurre a tu respiración y aprovecha la oportunidad para realizar una práctica de mindfulness. Siente los pies en el suelo. Siente la respiración en tu abdomen. Absorbe energía fresca y concéntrate. Sé el testigo de tus pensamientos, de tus opiniones y de la naturaleza errante de la mente. Regresa a la sensación de respirar a través de tu abdomen.

Hacer cola

Cuando estás en medio de una multitud o haciendo cola y no tienes nada más que hacer, es fácil que te impacientes e irrites. Pero puedes hacer otra cosa. Es una oportunidad perfecta para generar cambios en el mundo sin que nadie se dé cuenta. Concéntrate en tu corazón y alarga tu inhalación a la vez que absorbes compasión hacia ti y hacia los demás que se encuentran en tu misma situación.

Mente ocupada

Haz tres respiraciones lentas, profundas y expandiendo los pulmones, y envía la respiración hacia la parte inferior de tu abdomen para llenarlo conscientemente. Concéntrate en tu cuerpo, en los sentimientos físicos y las sensaciones de expansión, cuando la respiración asciende y llena tu pecho; luego deja salir el aire lenta y muy conscientemente. Haz unos cuantos minutos de respiración acompasada, cinco segundos

al inspirar y cinco al espirar. Termina practicando la conciencia situacional y la interior.

¡Sí!

Cuando inspires siente un «¡sí!» en lo más profundo de ti. Haz que la
propia respiración se convierta en una expresión de ese «¡sí!» Al espirar
di «sí» a dar, al inspirar di «sí» a recibir. Haz que cada respiración sea
un gran sí a ti mismo, a tu cuerpo y a la vida.

La respiración es el lenguaje del alma. Tu forma de respirar puede
expresar un sí o un no. Juega con ambas. ¿Cómo respiras cuando sientes un «no» en tu interior? ¿Cómo respiras cuando sientes un gran «sí»?
Observa la diferencia. Tómate tu tiempo ahora mismo para experimentar cómo ves y sientes y cómo suena una respiración con un gran
«sí».

4

Respira para transformar tu espíritu

En la antigüedad existían los llamados hombres espirituales;
ellos dominaban el universo y controlaban el yin y el yang.
Respiraban la esencia de la vida, eran independientes
en la conservación de su espíritu y sus músculos
y carne permanecían inmutables. Por consiguiente,
podían disfrutar de una larga vida, del mismo modo
que no existe final para el cielo y la tierra.

EL NEIJING: APLICACIONES CLÍNICAS DEL CANON DE MEDICINA INTERNA
DE HUANG DI (EL EMPERADOR AMARILLO)

Nuestra llegada al aeropuerto de Nueva Delhi en agosto de 1980 fue un choque cultural, y un *shock* de muchas otras formas. El calor era prácticamente insoportable y tuvimos que abrirnos paso pasando por encima de cientos de personas que estaban acampadas en el suelo de la zona de llegadas. Mi esposa Louise y mis dos hijos, Danny y Dennis, venían conmigo porque nos dirigíamos al *ashram* de Babaji en Haidakhan. En aquellos días, conocerle era la parte más importante de convertirse en un diplomado en Rebirthing, porque Leonard Orr creía que Babaji era la fuente y la inspiración del movimiento Rebirthing

Breathwork. (Babaji es el yogui inmortal legendario del que habla Paramahansa Yogananda en su clásico *Autobiografía de un yogui*, y conocerle en persona era la mayor bendición de mi vida.)[14]

Mi choque cultural se intensificó cuando le pregunté a un trabajador del aeropuerto dónde estaban los servicios. Señalándome detrás de mí y en una sola frase, como si tuviera conexión lógica alguna, me respondió: «Lo siento señor, no lavabo, pero ¡tenemos un juego de Space Invaders!» Y allí estaba, contra la pared, cerca de los servicios cerrados.

Mientras nos abríamos paso hacia la calle, entre la marea de mendigos y vendedores de baratijas y la barrera de *rickshaws* y taxistas disputándosenos y tirando de nuestra ropa y nuestros bolsos, me di cuenta de que aquello iba a ser la aventura de nuestra vida.

Decidí respirar profundo y acostumbrarme a mi nuevo entorno, pero cuando el polvo, los gases de los tubos de escape, el hedor a excrementos humanos y quién sabe qué más llegaron a mi nariz y a mis pulmones, pensé que quizá no era tan buena idea respirar demasiado en esa ciudad.

Enseguida me di cuenta de que podía adaptarme a situaciones incómodas si cambiaba mi visión, si practicaba la aceptación. Es realmente sorprendente lo cómodos que podemos llegar a sentirnos al cabo de un tiempo con casi cualquier cosa, sobre todo si no ponemos nuestra energía en resistirnos o quejarnos, siempre y cuando estemos dispuestos a aceptar lo que hay tal como es. Y eso es justamente lo que estaba haciendo: practicar la aceptación, utilizar la experiencia y la situación para reforzar mis músculos espirituales.

A la mañana siguiente me desperté, sintiéndome bastante a gusto en aquel entorno ajeno. Salí al jardín y me encontré con mi amigo y

14. Paramahansa Yogananda, *The Autobiography of a Yogi*, Self-Realization Fellowship, Los Ángeles, California, 1998. (Versión en castellano: *Autobiografía de un yogui*, Asociación Ananda, León, España, 2017.)

maestro Leonard Orr. Me preguntó cómo me iba, y le respondí: «¡De maravilla!» Realmente, me sentía muy bien, extraordinariamente bien y sin razón aparente.

—¿Qué vamos a hacer hoy? —le pregunté.

—¡Vamos a conocer a Indira Gandhi!

Pensando que era una broma, le seguí el juego.

—Sí claro, ¡vamos a llamar a la puerta de la Casa Blanca!

—No, te lo digo en serio —respondió—. Vamos.

Nos habían dicho que la India era un lugar mágico y yo ya había decidido entregarme y seguir la corriente, así que los dos salimos a tomar un taxi. Leonard le dijo al taxista que queríamos conocer a la primera ministra.

—Entonces ¿quieren ir al despacho de la primera ministra? —preguntó el taxista.

—Sí, ¡efectivamente! —respondí yo, solo para confirmar que estaba participando de esta alocada idea.

Acabamos en un enorme edificio estatal, hablando con el funcionario del mostrador de recepción. Escuchó nuestra petición sonriéndonos amablemente mientras escribía nuestros nombres. Al cabo de unos minutos, nos dio las gracias y nos dijo: «Les ruego que regresen mañana a las ocho».

Al día siguiente, allí estábamos justamente a las ocho, tal como nos dijo, y nos encontramos una cola de gente que llegaba hasta la calle y daba la vuelta a la esquina. Yo pensé: «Quizá todos los días sale a saludar a la gente». Nos fuimos hasta el final de la cola y esperamos. Transcurridos unos treinta minutos, cuando la cola se había hecho más larga y se había ensanchado, vi que había un hombre con un portapapeles que se abría paso entre la multitud, gritando algo. Cuando estuvo más cerca, me di cuenta de que estaba gritando nuestros nombres: «¿Dan Brulé? ¿Leonard Orr?»

Leonard levantó la mano como si estuviera haciendo un juramento y yo le hice señales con la mano al hombre para que viniera hacia nosotros. Nos llevó al inicio de la cola, entramos en el edificio y llegamos a la misma recepción que el día anterior. Luego pasamos a una sala donde había una gran mesa de conferencias y nos dijo: «Por favor, esperen aquí».

Leonard y yo nos sentamos sin decir nada. Dennis, mi hijo de seis años, estaba sentado en mi falda, tenía las piernas colgando y jugaba silenciosamente con el cuello de mi camisa. Había dos mujeres de nuestro grupo que también se habían apuntado a nuestra aventura y hablaban entre ellas en voz baja. Noté que Leonard hacía una respiración suave y consciente, que me recordó que yo hiciera lo mismo. ¡Y entró Indira Gandhi!

—Buenos días. Muchas gracias por venir —nos dijo la señora Gandhi—. ¿Les apetece un poco de agua, o un té?

Al principio me quedé sin habla; ¡nos estaba recibiendo y atendiendo la primera ministra de la India!

Tenía unos modales encantadores y una sonrisa genuina. Le brillaba la piel, estaba muy relajada y era muy refinada. Su sari era de un color blanco inmaculado y no tenía ni una sola arruga.

—¡Esto es extraordinario! Llevo toda mi vida intentando conocer al presidente de Estados Unidos y no lo he conseguido, y llevo dos días en este país y estoy aquí sentado junto a usted —dije para iniciar la conversación.

—La India es un lugar mágico —respondió.

Indira había entrado en la sala con una pila de documentos que iba firmando mientras hablábamos. Estuvimos con ella durante más de cuarenta y cinco minutos, hablando sobre el yoga y las diferentes escuelas que hay en la India, comparándolas con las que hay en Estados Unidos. Durante el rato que estuvimos allí, me fijé en algo y me obsesioné con ello: su respiración. Había algo en ella que me fascinaba, era sutil y viva a un mismo tiempo. Tenía la impresión de estar viendo respirar por primera vez.

Sabía que nuestra respiración manifiesta y refleja la fluctuación de nuestros pensamientos y sentimientos, pero nunca me había dado cuenta de hasta qué extremo o con qué minuciosidad era eso cierto. Mientras ella revisaba los documentos, firmando algunos y haciendo anotaciones en otros, me fijé en cómo sus dedos sujetaban el bolígrafo; hasta podía sentirlo en su mano. Podía sentir el movimiento de su respiración bajo sus clavículas y las sensaciones que ésta generaba.

Empecé a imitar sus respiraciones, y al hacerlo empecé a sentir lo que pasaba por su interior. Estaba experimentando sus pensamientos y emociones. Tenía la más absoluta certeza de que estaba experimentando una clara e inequívoca conexión con el mundo interior de otro ser como nunca la había sentido antes.

La respiración de la señora Gandhi cambiaba y se movía con cada documento que revisaba o estudiaba. Unas veces era una respiración indiscutiblemente clavicular y brusca, otras era tan sutil y ligera que era casi imperceptible. Unas pocas veces bajó con semejante fuerza y potencia a su abdomen que pensé que iba a levantarse, mientras que otras se quedaba allí como si hubiera vuelto a casa para descansar.

Unas veces se aceleraba y otras se volvía más lenta, unas veces gradualmente y otras de repente. En algunos momentos parecía que entraba en una pausa infinita mientras estudiaba algunos detalles o reflexionaba sobre una idea. Podía percibir cuándo prestaba atención a otro tema, porque su respiración hacía lo mismo en ese instante.

Desde este estado de conciencia en el que había sintonizado con su respiración, podía decir qué documentos eran puras formalidades burocráticas que solo requerían su firma y cuáles le afectaban más profundamente. Algunos de ellos no despertaban en ella ninguna emoción, ni pensamiento de agrado o repulsa, y su respiración no cambiaba. Pero, de pronto, revisaba otro que hacía que su respiración se detuviera, como si estuviera reflexionando, pensando en qué decisión tenía que tomar. En otra ocasión, tuve la sensación de que estaba haciendo concesiones a algo o a alguien para resolver un asunto, un acuerdo forzado pero necesario. Entretanto, no expresaba nada con su cara, ni con su postura ni tono de voz o durante nuestra conversación. Su respiración era lo único que la delataba.

Por primera vez, entendí realmente el valor de la conciencia de la respiración, lo que supone conocerla a nivel celular. Quizás había algo especial en ella, o quizá yo estaba más abierto en aquel momento. Sea como fuere, cuando estuve en su presencia conseguí conectar con la intuición profunda, y desde entonces contemplo la respiración de un modo muy diferente. Todos tenemos grandes facultades internas que están a la espera de que las descubramos o revelemos. La respiración es el medio a través del cual podemos despertarlas.

Y por eso, ahora, vamos a profundizar en la práctica para que puedas experimentar algunas de estas facultades por ti mismo.

Profundiza en tu práctica de la conciencia de la respiración

Para dominar el arte y la ciencia de la respiración has de desarrollar una relación muy consciente con tu respiración, profundizando en la práctica de la conciencia de la respiración u «observar la respiración», que es como también la llamo. Esta práctica es el elemento primordial del trabajo de respiración, es la clave y el primer paso hacia la maestría respiratoria.

La mayor parte de las veces no eres consciente de que estás respirando. Es algo que sucede más allá de nuestra conciencia. Para compensarlo, reclama mayor conciencia y recobra equilibrio y tranquilidad, empieza meditando en tu respiración. Podemos practicar la conciencia de la respiración en cualquier momento, en cualquier parte, durante uno o dos segundos, una hora o más. Cuanto más conscientes seamos de nuestra respiración, más conscientes seremos de todo: de nuestros pensamientos y sentimientos, hábitos y patrones, de nuestra postura, de nuestra conducta, de la energía de otras personas, de nuestro entorno, etcétera. Cuanto más consciente seas de la respiración, más beneficios obtendrás de los ejercicios o las técnicas respiratorias de este libro.

Proponte dedicar un tiempo a observar la respiración. Diez minutos al día es un tiempo razonable. Veinte, es mejor. Procura escoger un sitio donde nadie te moleste o interrumpa. Calcula también un tiempo para moverte y estirarte después del ejercicio, escribir en tu diario, disfrutar de una taza de té o hacer alguna otra cosa que te guste. No subestimes el valor de esta sencilla práctica. Aporta beneficios profundos, inmediatos y a largo plazo.

RESPIRA AHORA:
PRÁCTICA DE LA CONCIENCIA DE LA RESPIRACIÓN

Lo más importante de esta práctica es que no eres tú quien hace la respiración. No respiras de ningún modo en particular. Solo estás permitiendo que la respiración vaya y venga a su gusto, como le plazca. Dejas que sea el cuerpo el que respire. Tú eres un observador imparcial, un testigo desapegado. Estás observando y sintiendo que la respiración te respira a ti.

Si la respiración se mueve a través de tu nariz, concéntrate en los sentimientos y las sensaciones que tienes en la punta de tu nariz cada vez que entra y sale el aire. Si respiras por la boca, observa los sentimientos y las sensaciones que tienes cada vez que el aire pasa por tus labios y tu lengua, refrescando tu paladar y arremolinándose en tu garganta.

También puedes concentrarte en los sentimientos y las sensaciones que notas en tu pecho o abdomen cuando inspiras y espiras. Resumiendo, puedes seguir la respiración en cada momento, tomando conciencia de las partes a las que llega la respiración y lo que se moviliza en tu cuerpo al respirar.

Cuando tu mente se disperse, que lo hará; cuando te quedes atrapado en los pensamientos, lo cual sucederá; o cuando alguna otra cosa reclame tu atención, basta con que vuelvas tranquilamente a observar tu respiración:

concéntrate por completo en tu siguiente respiración. No te enfades o te frustres contigo mismo o con tu inquieta mente de mono; simplemente, retoma tu observación de la misma.

Después del ejercicio, revisa tu experiencia. ¿Qué sentimientos, sensaciones o movimientos has observado? ¿Dónde? ¿Cómo podrías describir o definir tu patrón respiratorio: lento, rápido, profundo, superficial, suave, caótico, forzado, natural, sin esfuerzo?

Si la respiración es el lenguaje del alma, si refleja y expresa tu relación con la vida, ¿qué es lo que indica tu patrón respiratorio sobre ti, tu condición física y tu actitud frente a la vida?

Haz esta práctica diariamente como parte de tu ritual matinal. Introdúcela en tus actividades diarias. Haz pausas, de vez en cuando, a lo largo del día, y observa tu respiración.

¿Cómo respiras cuando…

alguien te insulta?

alguien te alaba?

le das vueltas a un problema en tu cabeza?

eres consciente del espacio de tu corazón?

estás enfadado, tienes miedo o estás disgustado?

estás en paz, sientes amor y eres amable?

estás poniendo la llave en la cerradura?

estás intentando recordar algo?

llegas tarde y estás parado en un atasco de tráfico?

estás intentando resolver un problema de matemáticas?

estás disfrutando de la música?

sientes dolor?

tienes un orgasmo?

se acerca un encuentro serio o un acontecimiento importante?

tienes que afrontar emociones intensas o una experiencia estresante?

nada sale como tú querías?

fluyes, cuando estás en la zona?

Empieza a prestar atención, no solo a tu respiración, sino a la de los demás: a la de las personas con las que te relacionas en público y en privado, la de tus compañeros de trabajo o de ocio. Fíjate en su respiración cuando hablan, se mueven, se quejan, celebran, miran la televisión o escuchan música. Observa su respiración cuando están furiosas, nerviosas, avergonzadas. Con frecuencia, aprendemos mucho sobre nosotros mismos observando a los demás.

La respiración espiritual

Muchas veces, en nuestra búsqueda del origen y el sentido de la vida, la respiración no recibe la atención que se merece. Sin embargo, la Biblia nos lo dice con toda claridad: «Dios tomó polvo de la tierra y creó el cuerpo del hombre, e insufló en su nariz el aliento de vida; el hombre se convirtió en un ser viviente» (Génesis 2:7).

No quiero entrar en el tema de la religión, pero puedes profundizar tu conexión con la fuente de la vida en tu interior o, incluso, reencontrar tu camino hacia Dios, si es que lo habías perdido, recurriendo a la respiración… Puedes despertar a lo que los hebreos llaman *neshemet ruach chayim* o «el espíritu de la vida dentro del aliento». Lo cierto es que en el aire que respiramos hay algo más. El aliento no solo contiene el principio de vida, sino que se manifiesta a través del mismo. En muchos idiomas se utiliza la misma palabra para aire, viento o aliento, que utilizan para vida, energía vital, espíritu o principio animado de la vida: chi, ki, prana y energía. Este aliento interior recorre el cuerpo, la mente y el alma.

Un curso de milagros, un libro editado por la Foundation for Inner Peace, que trata de la transformación espiritual, nos enseña que «una teología universal es imposible, mientras que una experiencia universal no solo es posible sino necesaria». Yo creo que esta experiencia universal es la respiración, es respirar.[15]

La respiración espiritual es para las enfermedades psicosomáticas lo que la penicilina para las infecciones. Es la vía más rápida para despejar tu mente, apaciguar tu estómago, calmar tus nervios y abrir tu corazón. Te elevará, centrará y arraigará en tu ser. La respiración espiritual abre tu corazón al amor e inunda tu cuerpo con luz y vida.

La respiración es el fuego del corazón: la esencia del amor. Los cuáqueros tienen una tradición maravillosa. En su servicio de los domingos, los feligreses se sientan en silencio a meditar, esperando, abiertos a la inspiración. Y cuando surge, cuando el espíritu se mueve entre ellos, entonces, hablan. Dicen su parte (transmiten su paz). También creen que, de vez en cuando, hemos de abrir todas las puertas y ventanas de nuestro corazón y nuestra alma, para que el espíritu de Dios sople a través de nosotros.

El trabajo de respiración es una tecnología espiritual para el despertar. Cuando trabajas con la respiración, desarrollas automáticamente la espiritualidad y las facultades espirituales. En el aspecto físico y material, tenemos los sólidos, los líquidos y los gases. Jugar con la respiración implica jugar con la forma más sutil de la materia. Ésa es la razón por la que las personas que han dominado la respiración espiritual pueden conseguir tantas cosas en el plano de las energías sutiles. La respiración espiritual nos revela con claridad absoluta que la energía fuerza vital creativa original que creó nuestro cuerpo en el útero materno sigue estando a nuestra disposición, para conservarlo e, incluso, reconstruirlo.

El yoga es la ciencia de la unión (con Dios). El yoga afirma que la respiración es la conexión, el puente, entre la mente y el cuerpo, entre

15. Foundation for Inner Peace, *A Course in Miracles*, Foundation for Inner Peace, Tiburon, California, 2008. (Versión en castellano: *Un curso de milagros*, Foundation for Inner Peace, Mill Valley, California, 1999.)

lo visible y lo invisible. La respiración conecta a las personas, nos conecta con Dios, con la naturaleza y la existencia.

Cada uno tenemos nuestro propio camino. Y éste es el poder que nos da la respiración: ¡nadie puede hacerla por ti! Cada una de nuestras respiraciones puede ser una oración, una invitación y una auténtica demostración de fe. Cada respiración puede ser una forma activa de expresar confianza, perdón o gratitud.

Todos respiramos el mismo aire. El aire que ahora está en mí estuvo antes en otra persona, y mañana estará en el pájaro que vuela sobre mí. Ayer estaba en el perro que paseaba por la calle. No es solo una bonita filosofía, es un hecho. Literalmente, compartimos el mismo aire con todos los seres que han vivido y respirado sobre la tierra. Algunos de los mismos átomos y moléculas de aire que respiraron Jesús, Moisés y el Buda fluyen ahora a través de ti y de mí.

Si realmente deseas conectar con las realidades más profundas de la vida y alcanzar los estados más elevados de conciencia, tendrás que despertar tu respiración. Es el camino, la puerta y la conexión con tu esencia, tu centro y tu alma.

Me gusta creer que hay un ángel de la respiración en acción en este planeta. Este ángel aporta luz y fuego a todo aquel que esté en el camino espiritual. Las contracciones evolutivas que tienen lugar en la forma de desastres naturales, revueltas sociales, guerras y rumores de guerras están haciendo el trabajo de sacar a los buscadores espirituales de su zona de confort y hacerles entrar en la zona del trabajo dinámico del despertar espiritual, la purificación y el renacimiento.

Creo que todos nacemos siendo maestros espirituales. Pero nos olvidamos, perdemos el contacto con nuestra esencia, nuestro propósito y nuestra fuente. Puedes empezar a reincorporar la vida espiritual en tu cuerpo y en tu mente tan solo respirando conscientemente. Practica la respiración de manera tranquila, con aceptación, confianza, amor, gratitud, perdonando, invitando y entregándote. Incorporar estos atributos con la respiración espiritual hace que se manifiesten sin esfuerzo en el mundo material.

Cuando respiras estás *viviendo* la respiración, más que conocerla, creerla o hacerla. Te estás *convirtiendo* en la respiración. Abrir y relajar la respiración es como abrir las puertas de tu alma. Usa tu respiración para bañar todas las células de tu cuerpo con la fuerza vital que emana desde la fuente. La respiración espiritual se considera una experiencia biológica de la energía divina, una experiencia celular de Dios.

Hace falta valor para vivir de una manera única y guiándote por la inspiración. Para ello has de recurrir a tu verdad interior, que se refleja y manifiesta en cada una de tus respiraciones. Respirar es como un lenguaje: «el lenguaje del alma». Y has de empezar a comunicarte con tu alma con el único lenguaje que conoce: el del corazón y del amor.

Hace falta valor para escuchar a tu corazón y seguir tu propio camino. La falsa seguridad que nos proporciona seguir a los demás, o el camino de los grandes seres, es un espejismo muy peligroso. Si estás siguiendo el camino de otro, no vas por el buen camino. No importa lo grande que fuera el que lo creó, ni los millones de personas que crean que es el camino correcto. Llegará un punto en que tendrás que seguir caminando solo. Tu única compañera, tu única guía, será tu respiración.

La respiración espiritual puede conducirte al ojo del huracán de tu vida. La respiración espiritual puede ayudarte a equilibrar tu yin y tu yang, la paz y el poder, el ritmo y la armonía. La respiración puede ayudarte a conocerte a ti mismo. A través de la respiración consciente, ¡puedes aprender a perseguir tu dicha!

A muchas personas, los beneficios últimos de la respiración espiritual pueden parecerles inconcebibles. Por ejemplo, Leonard Orr, el padre del Rebirthing Breathwork, cree que es un camino hacia la inmortalidad física o biológica. Según él, la respiración consciente es una de las maneras en que podemos empezar a incluir el cuerpo físico en la vida eterna del espíritu. Tengo la corazonada de que algo hay de cierto en ello. Leonard ha escrito muchos libros en todos estos años. Los tengo todos. Uno de los más fascinantes es *Vencer el hábito de morir: cómo alcanzar la inmortalidad física*.[16]

No importa cuáles sean tus aspiraciones, elevadas o mundanas, teóricas o prácticas, no puedes fallar si recurres a la respiración. No te puedes equivocar invitando a Dios, a tu espíritu o a la propia vida a que participen en tu misión. Siente las sensaciones que genera la respiración, el movimiento de la vida en tu interior. Sé testigo. Presta atención a lo que sucede dentro de ti en cada momento.

Añade a esto la predisposición a dejar ir, a dejar de luchar. Y empieza a trabajar con la fuerza vital que envuelve e impregna todo lo que existe. Respira conscientemente esta fuerza vital. Siente la expansión y la contracción de la vida. Celebra la presencia y el fluir de esa vida en ti, como tú. Sorpréndete ante el milagro de la existencia y ábrete al misterio de la vida, que te puede ser revelado cada vez que respiras.

Busca a otras personas que también estén interesadas en dominar el arte de la respiración. Comparte tu experiencia. Todos hemos de recorrer nuestro camino, pero podemos caminar juntos durante un tiempo. Estoy convencido de que nadie puede ser totalmente libre hasta que todos nos hayamos liberado. Y, siempre que uno de nosotros alcanza la liberación absoluta, ¡nos facilita el camino de la liberación a todos los demás! Todos estamos conectados, así que nos podemos ayudar mejor cuando ayudamos a los demás, y ayudamos mejor a los demás cuando nos estamos prestando un servicio a nosotros mismos.

Respira conscientemente paz y amor, libertad y seguridad, energía y vitalidad, amor y luz. ¡Observa cómo cambian para siempre tu mundo interior y tu mundo exterior!

---

16. Leonard Orr, *Breaking the Death Habit: The Science of Everlasting Life*, Frog Books, Berkeley, California, 1998. (Versión en castellano: *Vencer el hábito de morir: cómo alcanzar la inmortalidad física*, Obelisco, Barcelona, 2001.)

La respiración espiritual es el nombre de mi práctica favorita, mi concepto de la aplicación más elevada del trabajo de respiración. Se basa en el hecho de que, cuando la energía y la conciencia se unen, siempre se crea algo. Es el proceso creativo: la unión de la energía y la conciencia. La respiración espiritual es combinar la respiración con todos nuestros aspectos creativos y funcionales, con todo lo que tengamos a nuestro alcance. Se trata de estar completos.

La «unidireccionalidad» es un principio importante que aprendí del aikido, un arte marcial japonés. Significa unir la mente y el cuerpo. Cuando lo hacemos surge una fuerza muy potente. Así es como los expertos en artes marciales rompen ladrillos, y como hombres mayores de complexión delgada y pequeña pueden proyectar por los aires, sin dificultad, a hombres jóvenes, grandes y fuertes.

Con la respiración espiritual unimos el cuerpo, la mente y la respiración, gracias a lo cual se manifiesta una fuerza mucho mayor: una fuerza creativa y curativa de transformación y evolución.

Todo empieza en la conciencia. El ordenador que estoy utilizando en estos momentos empezó siendo una idea en la cabeza de alguien. Mira a tu alrededor. Casi todo lo que puedes ver o tocar en el mundo físico primero tomó forma en la conciencia de alguien, y desde allí, con fe, pasión, determinación y acción, consiguió llegar hasta la realidad física, hasta tu mundo.

Algunas personas dicen que todo el universo físico, incluida la propia naturaleza, tú, yo y todo lo que existe, empezó siendo un pensamiento, un deseo, una idea, en la mente de Dios.

Cuanta más pasión, entusiasmo, energía concentrada y conciencia apliquemos a cualquier cosa que imaginemos, deseemos o pretendamos hacer, más probable es que lleguemos a crearlo, atraerlo o hacerlo.

La respiración espiritual es concentrarse en un principio espiritual elevado y ponerle tanta pasión como podamos cada vez que respiremos.

La meta de la respiración espiritual es conseguir que cada respiración sea lo más intensa, fructífera, saludable, deliciosa y placentera que podamos. Implica conseguir que todos los planos de nuestra existencia se centren en la práctica del momento presente y en el proceso de la respiración consciente.

Hay cinco niveles de existencia o formas de expresión en los que podemos trabajar conscientemente en cada respiración: pensamientos, imágenes, sonidos, movimientos y emociones. Son aspectos con los que puedes ser creativo en tu trabajo de respiración. Juega con ellos ahora.

1. Pensamientos: pueden incluir palabras, frases, afirmaciones, decretos, mantras, oraciones. Repite mentalmente una palabra o frase con una frecuencia alta en cada respiración. Por ejemplo: «amor», «soy amado, soy amoroso»; «paz», «soy pacífico»; «alegría», «irradio alegría»; «salud», «estoy sano»; «libertad», «ya soy y siempre he sido libre». Elige una palabra o frase bonita, respira su energía y su sentimiento y llévalo hacia cada célula de tu cuerpo.

2. Imágenes: crea imágenes mentales o representaciones visuales de las palabras o frases que estás utilizando. Imagina la cara de tu ser querido, un lugar hermoso, una luz brillante o un color que encaje con la palabra o frase que has elegido. Cuando me concentro en el amor, la paz y la alegría, me vienen imágenes de mis seres queridos, familiares, amigos, maestros y alumnos; sus sonrisas, palabras y su energía.

3. Sonidos: a los niños les encanta hacer sonidos cuando están jugando o imaginando algo. Utiliza los sonidos de la respiración (*ohhh…, ahhh…, eeehh…, hummm…, chsss…, aum…, bruum…*). Emite cualquier sonido que resuene con la imagen o pensamiento que estás utilizando mientras respiras. Sonidos de la respiración…, sonidos del viento…, sonidos del mar…

4. Movimiento: mueve tu cuerpo como te resulte agradable. Usa tu cuerpo para expresar y reflejar los sentimientos e imágenes que se manifiestan durante la respiración. Haz algo con tus dedos, manos y brazos; con la cabeza, el cuello, los ojos; la columna y los dedos de los pies. Deja que la respiración mueva tu cuerpo y que tu cuerpo mueva la respiración.

5. Emociones: del mismo modo que puedes generar un pensamiento, una imagen, un sonido o un movimiento, puedes generar una emoción. Pon sentimiento en el proceso. La gratitud es una emoción muy poderosa y ni siquiera necesitamos una razón para crearla. Sobreactúa manifestando la emoción. Envía un claro mensaje a tu subconsciente. ¡Deja bien claro a cualquiera que pueda estar observándote que estás disfrutando de algo extraordinario!

¿De qué otras formas puedes incorporar la totalidad de tu ser en cada respiración? Empieza respirando, y luego intenta incorporar la máxima participación de tu cuerpo, mente, corazón y alma en el proceso. Infunde en cada respiración los más poderosos, hermosos y sublimes pensamientos, imágenes, sonidos, movimientos y emociones. Sé íntegro y espontáneo. Sé creativo. Sé apasionado. ¡Ábrete al éxtasis!

RESPIRA AHORA:
PRÁCTICA DE LA RESPIRACIÓN ESPIRITUAL

El poder de la respiración espiritual reside en su simplicidad: basta con que alargues un poco la inspiración. Expande conscientemente la inspiración un poco más de lo habitual. Inspira suavemente más a fondo y llenando los pulmones más de lo normal. Y, luego, suelta deliberadamente el aire dando un largo y relajante suspiro.

Al espirar, siente o imagina que te adentras en el centro de tu ser, como si estuvieras abandonando la superficie y te estuvieras asentando en una parte más profunda de ti. Deja atrás lo que piensas, cómo te sientes y lo que estás haciendo. Deja atrás lo mundano, tus actividades diarias, hábitos, patrones y rutinas. Aunque solo sea por un momento, ignora tus pensamientos sobre lo correcto o lo incorrecto, el debería o no debería, debo o no debo…

Adéntrate en ese lugar que es anterior a tus condicionamientos y que está por encima de los mismos. Deja atrás tu historia personal, tu pasado… Al mismo tiempo, siente que se suavizan tus fronteras. Imagina que los límites de tu cuerpo se disuelven… Imagina o siente que irradias luz desde tu corazón, como el sol…, que te expandes hacia fuera…, que te fusionas con todo y con todos… Te vas dejando caer hasta llegar a tu centro, a la vez que te expandes e irradias hacia afuera uniéndote a todas las cosas y todos los seres.

Somos más grandes de lo que pensamos. Somos más grandes de lo que nos han hecho creer. Cuando respires, date permiso para sentir que eres un ser infinito y eterno. El cosmos está tanto en nuestro interior como fuera de él. Todos estamos conectados. En el universo solo hay una vida, una energía, un ser, que somos tú y yo. Podemos usar la respiración para experimentar este estado de no-dualidad, para escapar de la ilusión de la separación.

Aquí cabe destacar que el lenguaje es de suma importancia y utilidad, pero también puede ser limitador, e incluso puede ponernos una trampa mental. Es difícil, si no imposible, expresar con palabras ciertas cosas. Ésta es la razón por la que en el trabajo de respiración nos concentramos en los sentimientos, es decir, en el corazón.

Cada célula de nuestro cuerpo piensa que es una entidad separada e individual, y así es: se mueve por sí sola, se alimenta y elimina los residuos, se comunica con otras células; sin embargo, forma parte de un órgano. Y ese órgano también piensa que es una entidad individual, y lo es: tu corazón no es tu riñón, ni tu riñón es tu hígado. Sin embargo, estos órganos están integrados en un sistema que asimismo piensa que es único, individual y separado; y, sin embargo, forma parte de otro sistema más grande… Y así sucesivamente, hasta el infinito.

Por otra parte, si contemplas una célula, verás pequeñas partículas. Ábrelas, y encontrarás otras más pequeñas, y así hasta el infinito. Formas parte de una realidad infinita, eterna, interminable. Tú eres esa realidad.

RESPIRA AHORA:
FUSIÓNATE CON LA EXISTENCIA

Cuando inspires, imagina que el aire viaja hacia ti desde algún remoto lugar más allá del universo, fluye hacia ti desde el otro lado del tiempo y del espacio. Fluye a través de ti, y cuando espiras sigue con su viaje cósmico eterno. Cuando inspires, imagina que el aire surge de tu interior, desde el mismísimo centro de cada una de las células de tu cuerpo. Deja que se disuelvan tus fronteras. Deja que se disuelva tu ego. No intentes analizar esta práctica. Adéntrate en tu corazón. Sé imaginativo y creativo como un niño. Fusiónate con la existencia.

¡Bienvenido a la respiración espiritual!

Introducción al Rebirthing Breathwork

Ya he hablado de mi amigo Leonard Orr, el creador y fundador del movimiento conocido mundialmente como Rebirthing Breathwork. Ha dedicado más de cuarenta años a difundir el poder curativo de esta técnica, que también se conoce como «respiración conectada».

El Rebirthing es una vía directa para lograr grandes progresos espirituales, te abre a una experiencia energética extraordinariamente liberadora. Puesto que yo he obtenido tantos resultados increíbles con esta técnica, me siento obligado a compartir un poco más, y espero despertar tu curiosidad y animarte a que la explores por tu cuenta. Puesto que la práctica de esta técnica, aunque solo sea durante unos minutos, puede desencadenar un poderoso proceso curativo o de transformación, a veces lo mejor es contar con el apoyo de un *coach*, un facilitador o un compañero de respiración, cuando realizas el experimento.

La técnica de Rebirthing es sencilla y poderosa. Aquí tienes la base: la inspiración es activa y la espiración, pasiva. Inspira conscientemente y suelta el aire rápido y a fondo (la frase clave aquí es «deja ir»).

No hay pausas ni espacios entre la inspiración y la espiración, ni entre la espiración y la inspiración. Ni retenciones, ni dudas. Las respiraciones están conectadas gracias a un ritmo estable y suave.

Una vez has empezado, respira continuamente: inspira fusionándote con la espiración, y espira fusionándote impecablemente con la siguiente inspiración. La respiración gira como una rueda. Sigue respirando y relajándote en y a través de todo lo que sientes o que va surgiendo.

De vez en cuando puedes inspirar alargando la entrada del aire y expandiendo los pulmones, y espirar dando un gran suspiro exagerado, y luego vuelves al ritmo conectado.

Utiliza el mismo canal para respirar. Es decir, respira inspirando y espirando por la nariz o inspirando y espirando por la boca, pero no respires inspirando por la nariz y espirando por la boca.

Para más información sobre el trabajo de respiración de Rebirthing, visita la página web de Leonard Orr: www.leonardorr.com.

Respira con Ram Dass

Ram Dass es el autor de *Be Here Now*, *Journey of Awakening*, y *Grist for the Mill*, entre otros. Con el paso de los años, en el transcurso de su vida y de su trabajo, y gracias a ellos, millones de estadounidenses han descubierto la filosofía y la espiritualidad oriental, el yoga y la meditación. Me alegro de poder decir que yo soy uno de ellos, y me siento muy agradecido.

Un día, cuando estaba en la escuela de radiología, escuché una conversación en la cafetería del Hospital de la Ciudad de Boston sobre un profesor de Harvard que se había ido a la India y había encontrado a un gurú. Cuando regresó, se paseaba por el campus de la Universidad de Harvard vestido al estilo hindú, con *malas* [rosarios de cuentas] colgados del cuello y cantando mantras.

¡Hablando de excentricidades! Se llamaba Richard Alpert, pero se hacía llamar Ram Dass (¡decía que su padre le llamaba en broma Rum Dum![17]). Esa noche Ram Dass daba una conferencia en Cambridge, y sin dudarlo, decidí que tenía que conocerle.

Después de trabajar, todavía vestido de verde hospital, ya estaba en el sótano de la librería de Harvard, donde se respiraba una atmósfera de iglesia *hippie* de la Nueva Era. La sala estaba a reventar. Para poder entrar tuve que molestar a las tres últimas filas de devotos que estaban piadosamente sentados meditando. Cuando por fin conseguí meterme, la puerta se cerró detrás de mí y me di cuenta de que era el único que estaba de pie, el único que no estaba sentado en la postura del loto, el único que no parecía apropiadamente espiritual. El olor a incienso impregnaba el aire. Me sentía muy raro, como pez fuera del agua. Me sentía atrapado.

Ram Dass había dejado de hablar cuando efectué mi ruidosa entrada y distraje a todos los asistentes. A los pocos minutos retomó la palabra, hablando suave y lentamente, y su charla… estaba llena… de… significativas… pausas. Atrapar sus palabras y dejar que fuera entrando su significado era como esperar con impaciencia que estuviera listo el café de una cafetera de filtro: gota… a gota…, gota… a gota. ¡A mí me

---

17. En inglés significa «estúpido», «ignorante». *(N. de la T.)*

gusta el café expreso, que sirven en las ventanillas los restaurantes con servicio para coches! ¡Mi mente estaba muy acelerada, y toda esa palabrería mística acerca del amor divino y sobre la iluminación, el nirvana y el gurú me estaba aburriendo mortalmente!

Sin embargo, me parecía muy sincero e intentaba entender lo que estaba diciendo, pero solo podía escuchar mi propio diálogo mental, a mi mente reaccionando a cada cosa que decía. Estaba inquieto, no paraba de moverme, cambiaba el peso de mi cuerpo de un pie a otro. ¡Quería fumar! Empecé a desear que alguien intentara abrir la puerta que tenía detrás para que entrara y yo pudiera escabullirme. Me estaba torturando a mí mismo.

Para empeorar las cosas, Ram Dass no hacía más que interrumpir su discurso para comer uvas. Y, además, ¡no podía comerse las malditas uvas y ya está! ¡No! Tenía que cogerlas una por una muy lentamente, darle la vuelta conscientemente entre sus dedos y mirarla con amor. Tenía que llevársela lentamente a los labios y masticarla con cuidado, y luego, con los ojos cerrados, tragársela, deleitándose en la sensación de su paso por la garganta.

Estaba llegando al extremo de no poder soportarlo. Molestara a alguien o no, ¡tenía que salir de allí! Mi mente me apoyaba y me animaba diciéndome: «Sí, vamos a casa. Nunca más volverás a ver a esta gente, así que, ¿qué más da si les molestas?» En ese instante, Ram Dass me miró directamente. ¡Me sentí como un ciervo deslumbrado por el brillo de los focos de sus ojos! Empezó a hablarme a mí directamente, o al menos eso parecía. Eso fue hace algo más de cuarenta y cinco años; sin embargo, me sigue pareciendo que fue ayer. Recuerdo todas y cada una de sus palabras:

—Has nacido en esta época, en este lugar, en esta familia, en este entorno socioeconómico…

¡Cogió otra uva! ¡Se me detuvo la respiración cuando se eternizó para comerse la maldita uva! Y retomó la frase por donde la había acabado.

—… para cumplir un propósito.

Luego siguió hablando de lo que posteriormente escribiría en su libro.

—Y todo lo que haces, todo lo que te sucede, es para la consecución de ese propósito.

»Vamos a hacer lo siguiente —dijo luego—:" cuando inspiréis, pensad mentalmente: "El poder de Dios está dentro de mí", y al espirar, pensad: "La gracia de Dios está por todas partes". Inspirando: "El poder de Dios está dentro de mí". Espirando: "La gracia de Dios está por todas partes".

Esa noche, mientras regresaba a casa conduciendo por la autopista Southeast Expressway, no paraba, no podía hacer nada por detenerlo. Me era imposible respirar sin recordar esas palabras, e imposible recordar esas palabras sin respirar. De pronto volví a aquella clase de primero, Dios estaba respirando dentro de mí. Esas palabras volvieron a despertar en mí los mismos sentimientos que tuve ese día con el pastor. ¡Gracias, Rum Dum! Siempre te querré y te estaré agradecido.

RESPIRA AHORA:
UNIR EL PENSAMIENTO Y LA INTENCIÓN

Reflexiona un poco sobre qué es más importante para ti. Concéntrate en lo que te despierta los mejores sentimientos. Exprésalo con una palabra, frase o afirmación y empieza a respirar llevando ese concepto a cada una de las células de tu cuerpo.

¡Sé creativo! Respira tu intención. Dedica ahora cinco minutos a este ejercicio. Utiliza las frases que recomendó Ram Dass. O bien crea o elige tu propio decreto de poder, afirmación, declaración, deseo u oración. Elige tus propias palabras relajantes o fortalecedoras.

Asegúrate de que las palabras que eliges te elevan o te tranquilizan. Estate seguro de que te inspiran o motivan a ser mejor, que te aportan paz, que son pensamientos maravillosos y sentimientos hermosos. Asegúrate de que creas o invitas a una realidad en la que podrías vivir eternamente, de que estás respirando durante este proceso mental. Y cerciórate de que te permites sentir los sentimientos que despiertan en ti estas palabras.

¿Cuáles son las palabras más bellas que podrías decirte? ¿Cuáles son las palabras más bellas que podrías decirle a alguien? ¿Qué deseas para ti y para el mundo? ¿Cuáles son tus mayores aspiraciones? ¿Qué es lo que más desea tu corazón? ¿Cuál es tu propósito o tu misión en la vida? ¿Cuál es tu sueño más entrañable? Una intención alimentada con el poder de la respiración puede cambiarlo todo.

Esto es un proceso creativo. Estás uniendo la conciencia y la energía, pensamiento y acción: ésta es la esencia de la creatividad. Ten cuidado con lo que piensas mientras respiras, porque cada respiración aporta la energía fuerza vital a lo que tienes en tu conciencia. Se dice que «el pensamiento es creativo» y que «los pensamientos se materializan».

La meditación en la visión profunda o vipassana

En un principio, mi encuentro con Ram Dass me condujo a la meditación budista, y Milton Young, mi mentor en UMass Dartmouth, me inspiró para que profundizara en esta práctica, convenciéndome para que hiciera una serie de retiros de meditación vipassana intensivos. Era justo lo que necesitaba, en una etapa en la que estaba intentando retomar mi vida después de haber dejado el ejército. Tenía la suerte de vivir relativamente cerca, en coche, del Insight Meditation Center de Barre, Massachusetts.

Estudié con Jack Kornfield, Joseph Goldstein y Sharon Salzberg, y eso me condujo a conocer al venerable Ajahn Chah. Ahora, cuando lo recuerdo, me doy cuenta de la extraordinaria oportunidad que tuve, y de la bendición que fue estudiar y practicar con ese gran maestro y haber estado bajo la guía de semejantes maestros espirituales, tan auténticos, sinceros y poderosos, en una etapa tan temprana de mi proceso de aprendizaje.

La meditación vipassana es una sencilla técnica en la que te sientas en silencio y observas tu respiración. Aunque estar sentado durante horas prestando atención a tu respiración puede provocarte dolor de rodillas y de nalgas, también puede conducirte a tener poderosas experiencias espirituales. La práctica es como domar a un mono salvaje. Le pones un collar, lo atas a un palo y le acortas las riendas. Éste dará coces, gritará y hará lo imposible por liberarse y salir corriendo. Pero, al cabo de un tiempo, se rinde, se abandona y aprende a estarse quieto. Entonces ya no hace falta atarlo a un poste ni que lleve riendas. La meditación vipassana es el entrenamiento de la mente del mono. Estoy muy agradecido a mis maestros y a mí mismo por haberla practicado el tiempo suficiente como para salir de la oscura y tupida selva de mi mente y entrar en el cielo interior y brillante de mi corazón.

Me faltan palabras para recomendar esta meditación. Practicarla ha sido una de las mejores decisiones que he tomado en mi vida. Aún hoy en día, me sigue ayudando en cada paso que doy hacia el dominio de la respiración. Como sucede con cualquier práctica en la que esté implicado un linaje, lo mejor es acercarse todo lo posible a la fuente. Así que te invito a que hagas una búsqueda por Internet, consultes a tu intuición y elijas un maestro con un extenso currículum de práctica en este método, y que te entregues a fondo a la práctica. Te alegrarás de haberlo hecho.

Aquí tienes la práctica: siéntate cómodamente con la espalda erguida sobre una silla o un cojín en el suelo. Concentra tu atención en la respiración, en los sentimientos y las sensaciones que te produce la entrada y salida del aire. No has de hacer nada: simplemente, observa, sé consciente de tu respiración. Cuando tu mente divague (que lo hará), vuelve a concentrarte en la respiración. Así de simple. Haz ahora esta práctica de mindfulness, dedícale de diez o veinte minutos, y conviértela en una práctica regular.

Despierta tu intuición

Algunas personas hablan de la intuición como si fuera un sentimiento. A veces, también como si fuera una voz interior. Muchas personas se preguntan cómo pueden distinguir entre la voz de la intuición y la voz de nuestra cabeza, cuál es la diferencia entre nuestro corazón y nuestra mente, entre la sabiduría natural y el parloteo mental racional. Afortunadamente, éste es uno de los beneficios más maravillosos del trabajo de respiración: nos enseña la manera de conocer y sentir la diferencia.

Imagina un jinete y un caballo. Para convertirte en un jinete experto has de aprender a trabajar con el caballo, conocer su personalidad y conseguir que se cree confianza entre ambos. Cuando estamos en armonía con el caballo, cabalgamos con elegancia y suavidad. Cuando luchamos contra él o nos desincronizamos, cabalgar resulta doloroso y cansado y supone un esfuerzo mutuo. Fluyes o no fluyes con el caballo. Cuando hay armonía entre el jinete y el caballo, cuando los dos van al unísono, es una experiencia estimulante, es hermosa e incluso emociona contemplarla.

Cuando aprendes a montar la respiración, cuando eres capaz de fluir con ella, cuando estás en armonía con la misma, también estableces una conexión práctica y real con tu intuición. No hay confusión, no puedes fingir: cabalgas suave y sincronizado. Eres perfectamente consciente de que estás utilizando sin esfuerzo un tremendo poder. Respondes al mismo y éste te responde a ti. El jinete puede sentir lo que necesita el caballo, y éste responde a los deseos sutiles del jinete. Es una relación hermosa, es admirable.

Cuando inspiramos, el aire entra desde fuera hasta nuestros pulmones, pero sucede algo más: parece como si la energía ascendiera desde nuestro interior y nos llenara. Parece una ola del mar. Entonces nos relajamos, nos abrimos y dejamos espacio a esta energía.

Cuando sucede esto, es que estamos conectando con nuestra intuición, ¡y notamos como si la respiración nos respirara a nosotros! Cuando desarrollamos este tipo de relación con la respiración estamos en el lugar adecuado en el momento adecuado, hacemos y decimos lo correcto en la forma correcta.

La intuición es la sensación de estar en la zona o, lo que es lo mismo, de fluir, de encontrarte en un estado de unidad, claridad y sencilla comodidad. Los mejores atletas, los artistas, los grandes músicos y los soldados conocen muy bien este estado. Puede que no siempre sean conscientes del mismo, pero, cuando están rindiendo al máximo, la energía asciende desde su interior, fluye a través de ellos y va más allá, y éstos pueden dirigirla a la perfección y sin esfuerzo desde su interior, con comodidad y elegancia.

RESPIRA AHORA:
LA DANZA DE LA RESPIRACIÓN

Cuando respiras intuitivamente sientes como si se estuviera interpretando una danza. La respiración y tú sois uno. Sí, hay un líder y un seguidor, pero, cuando los bailarines fluyen, esa diferencia parece desaparecer.

Al inspirar, nota como si la respiración quisiera abrirte, estirarte y expandirte. Muévete con la respiración. Relájate deliberadamente, ábrete y dale espacio. Estás siendo una buena pareja de baile.

Ahora observa que, cuando te abres y te relajas durante la inspiración, la respiración, como buena pareja de baile, se adentra en ti y llena los espacios que creas. Observa que, creando un poco de espacio entre los dientes, el aire puede entrar más fácilmente y con mayor libertad. Atrae el aire hacia tu interior al inspirar, pero también imagina que tiras de él, es decir, al mismo tiempo permites que surja desde tu interior. Permite que estos dos movimientos, o aire y energía, se encuentren en tu corazón, la sede de la intuición. Al espirar, relaja y deja salir el aire por completo. Sumérgete en tu centro y, al mismo tiempo, expándete e irradia más allá de tus fronteras.

Mantén todo lo que puedas esa relajación abierta durante la siguiente respiración. Siente que te abres, que te expandes y que dejas espacio a la respiración y a la energía. Siente que te dejas llevar y que te sumerges en tus profundidades, que te entregas al fluir. Juega con la velocidad, el volumen, el ritmo y la intensidad al respirar. Recuerda seguir relajándote y dejándote ir. ¿Estás respirando la respiración o es ésta la que te respira a ti? ¡Piérdete en esa danza!

La energía espiritual en el trabajo de respiración

Cuando las personas hablan de energía, muchas veces me pregunto de qué están hablando realmente. Conocemos el prana, el chi, el ki, la fuerza vital y el espíritu. Ésta es la energía de la respiración que estamos aprendiendo a sentir, conectar, mover y dirigir cuando respiramos. ¿Se están refiriendo a eso? Cuando la gente dice que siente la energía, que es muy sensitiva ¿a qué se refiere realmente? Así es como yo lo veo.

Cuando un barco se desplaza por el mar genera oleaje. Cuando sientes el oleaje, ¿estás sintiendo el barco? Cuando la energía se mueve por el cuerpo y por la mente, también genera oleaje: sentimientos y sensaciones, pensamientos e imágenes. Cuando experimentas estas cosas, ¿estás experimentando energía? No, estás sintiendo las olas que generan la energía a su paso por tu cuerpo. Estás experimentando las reacciones a la energía de tu sistema cuerpo-mente.

Cuando las personas me comentan que son muy sensitivas, muchas veces me pregunto: ¿son realmente sensitivas o, simplemente, hiperreactivas? Personalmente, considero que, mientras tu cuerpo y tu mente reaccionen, no puedes ser sensitivo. Hasta que el cuerpo y la mente no dejen de reaccionar, no podremos sentir directamente la energía. Mientras seamos reactivos, no seremos verdaderamente sensitivos.

Por esta razón, en el trabajo de respiración practicamos tres principios espirituales fundamentales:

1. No-juzgar
2. No-resistencia
3. No-apego

¿Te suena? Estos principios los enseñaron el Buda y otros muchos grandes seres iluminados. Son el antídoto espiritual a las causas del sufrimiento. He pasado muchos años practicando el no-juzgar, la no-resistencia y el no-apego. Y todavía sigo practicándolo.

Pero, un buen día, me di cuenta de que estas tres cosas eran reacciones. **Juzgar es una reacción, la resistencia es una reacción y el apego es una reacción.** Aquí tienes un atajo: practica la no-reacción. He depurado mi práctica resumiéndola en no-reacción. Éste es uno de los secretos del dominio de la respiración y de uno mismo, y puede que sea la clave para la autorrealización y la liberación final.

Hay una hermosa analogía relacionada con la conciencia durante el trabajo de respiración; es la analogía del agua. Podríamos preguntar: «¿Qué haría Jesús?» o «¿Qué haría el amor?» También podríamos preguntar: «¿Qué haría el agua?» Cuando lanzas una piedra a un río o a un estanque, el agua reacciona a la perfección. Ni reacciona en exceso, ni en defecto. Nuestra meta es conseguir ese tipo de mente y ese tipo de cuerpo.

Además, el agua posee dos propiedades muy interesantes: es transparente y reflectante. Puedo ver el fondo a través del agua, puedo ver los peces a medio camino. También puedo verme a mí mismo reflejado en su superficie. Eso, si el agua está limpia y quieta, si está en calma y no se mueve. Éste es el tipo de conciencia que hemos de desarrollar. El trabajo de respiración nos ofrece una forma de hacer justamente eso: desarrollar una calidad sublime, expandida, refinada y elevada de conciencia.

Como habrás observado, utilizo los términos «percepción» y «conciencia» muy a menudo e indistintamente, como si fueran sinónimos. Estoy seguro de que algunos dirían que no lo son, y puede que tengan razón, pero en gran medida, para nuestro propósito, lo son.

Hace muchos años escuché una historia sobre dos de mis maestros favoritos: el Buda y Patanjali. Sobre el Buda sabemos bastante. Patanjali puede que no sea tan conocido. Se le considera el padre del yoga. No inventó el yoga, pero recopiló toda la información sobre esta disciplina que se tenía en sus tiempos, y la organizó creando un sistema llamado los *Yoga Sutras*. Patanjali y el Buda no se conocieron. Eran de diferentes culturas y diferentes épocas, pero era evidente que eran primos espirituales, hasta hermanos diría yo.

Los dos tenían la misma misión en la vida: encontrar la causa y la cura del sufrimiento. Y, si contemplas la lista de las causas del sufrimiento que identificó el Buda y las comparas con la que hizo Patanjali, descubrirás que son prácticamente idénticas. También llegaron a métodos de curación o formas de poner fin al sufrimiento muy similares. Creo que esto es muy importante. Cuando dos seres sublimes, sin conexión cultural, histórica o personal, llegan a las mismas verdades, creo que deberíamos tomar nota. Cada uno caminó, siguió y creó su camino único; sin embargo, los dos terminaron en el mismo estado de exaltación espiritual.

Hay otra cosa que me llama la atención de estos maestros. Los dos usaron la misma metáfora para describir el trabajo que hemos de realizar en el plano de la conciencia. Ambos usaron la misma analogía para describir el proceso y la práctica. Hablaron de una «gema perfecta» o una «joya perfecta».

¡No solo llegaron a las mismas conclusiones y ofrecieron las mismas soluciones, sino que también utilizaron la misma analogía para hablar del trabajo interior! ¿Qué probabilidades hay de que suceda eso? Los dos dijeron que la conciencia ha de ser como «un diamante perfecto y puro». Y que teníamos que purificar nuestra conciencia hasta ese extremo. Solo entonces podría conducirnos al despertar. Mientras la conciencia esté embrutecida o bajo el control del ego, mientras esté llena de olas y de partículas, mientras empujemos o tiremos de ella, mientras esté bajo la influencia del miedo, la ira, el deseo, etcétera, no podremos confiar en ella.

Yo utilizo la analogía de la casa de los espejos del parque de atracciones. Ya sabes, ésa en la que te pones delante de un espejo y te hace parecer alto y delgado con una cabeza afilada, o bajo y gordo con un tremendo trasero. Imagínate que ves a alguien que se está mirando y se pone a llorar creyendo que lo que está viendo es real. Te reirías. Le dirías: «No seas tonto. Tú no eres así. ¡Tú no eres ése! Lo que estás viendo es el efecto de un espejo combado». Éste es el problema que tenemos con nuestra conciencia.

Miramos al mundo o nos miramos a nosotros y vemos sufrimiento, limitación, enfermedad o negatividad. Pero quizá no estemos viendo la realidad. Quizá se deba a la combadura de nuestra conciencia. Ésta es la razón por la que hemos de hacer nuestro trabajo interior, por la que hemos de acallar y purificar nuestra mente, por la que hemos de profundizar en nuestra percepción para elevar y expandir nuestra conciencia. Y el trabajo de respiración es la forma perfecta de conseguirlo.

Creo que el Buda y Patanjali estarían de acuerdo conmigo en esto. Según sus enseñanzas, parece ser que estaban de acuerdo en casi todo. En todo, salvo en una cosa. Puede que fuera una diferencia en su filosofía personal o, simplemente, un problema de lenguaje. Quizás intentaban expresar en palabras algo para lo que las palabras se quedaban cortas.

Mis dos compañeros espirituales parecían diferir en los conceptos que representaban estas dos palabras: «conciencia» y «percepción». Nosotros solemos verlas como sinónimos y, de hecho, el Buda dijo que eran lo mismo, que eran indistintas. Pero Patanjali dijo que no se parecían en nada. Según él, sus significados no podían ser más distintos.

Para entender la diferencia, podemos usar la analogía del aparato de televisión o de la pantalla de cine. Todo lo que sucede en la pantalla es lo que podríamos llamar el reino de la «conciencia». Pero una televisión o una pantalla de cine no pueden observarse a sí mismas. Esto exige una «percepción» separada, algo externo o diferente de la conciencia. Patanjali enseñó que la conciencia estaba sujeta a las mismas leyes y dinámicas que el resto de las cosas en la naturaleza. Por otra parte, con la percepción no sucedía lo mismo. Ésta era extraordinariamente libre y no estaba sujeta en modo alguno a las fuerzas, las dinámicas y las leyes que controlan toda la naturaleza y el mundo fenoménico. Y la percepción es lo que realmente somos, según él.

Yo estoy bastante de acuerdo porque el trabajo de respiración (respiración espiritual) suele abrirnos a la experiencia directa de ese estado de percepción pura, a ese «yo verdadero y auténtico». En el Cantar de los cantares de Salomón encontramos estas bellas palabras: «La respiración me devuelve a mi yo exacto».

El trabajo de respiración (aquí usaré «maestría de la respiración») se compromete a llevarte a un lugar en las profundidades de tu ser, a una existencia esencial y original que jamás se ha visto alterada o afectada en modo alguno por nada de lo que te ha sucedido en este mundo. Siempre ha sido y es pura, silenciosa, inocente e infinitamente poderosa. Nada puede afectarla. Nada puede perturbarla de ninguna manera: ni el dolor, ni el cansancio, ni el miedo, ni los traumas, ni el amor. Nada ni nadie, ni siquiera tú, puede influir en este lugar de percepción pura.

Es como un espacio donde todo surge y todo puede suceder. Al espacio no le importa qué es lo que lo llena: un santo, un pecador, una silla, una flor, mi cuerpo o el ordenador MacBook que tengo en la falda. El espacio es espacio. Esta espaciosidad es el «yo exacto» al que se refiere Salomón en el Cantar de los cantares, que es la percepción incondicional de la que hablaba Patanjali.

La respiración espiritual tiene la finalidad de despertarnos a ese espacio de percepción pura. Nos damos cuenta, como dijo uno de mis primeros maestros, de que «siempre soy y siempre libre». Reconocemos que «a mí no me pasa nada, simplemente pasa». El trabajo de respiración nos enseña que todo lo que sucede en la vida sucede para nosotros, no por nosotros.

El trabajo de respiración nos enseña que no es necesario que hagamos nada respecto a lo que nos está sucediendo. No hemos de juzgarlo o entenderlo, arreglarlo o controlarlo. No hemos de resistirnos, manipular o cambiar nada al respecto. Simplemente, hay que aceptar lo que hay. Podemos permitirnos ser tal como somos y que las cosas sean como son. No es necesario que nos resistamos, juzguemos o nos apeguemos a nada. En realidad, cuando dejamos de resistirnos, de apegarnos, de juzgar y reaccionar, se abre en nosotros este espacio de percepción pura, o nosotros nos abrimos al mismo y, por primera vez en nuestra vida, somos libres y estamos en nuestro verdadero hogar, con nuestro verdadero yo, con nuestro ser eterno e infinito.

Volvamos al agua y a la conciencia: cada pensamiento, sentimiento, sensación y emoción es otra ola o partícula en la conciencia. Es como la casa de los espejos del parque de atracciones, no puedes confiar en ellos. Solo cuando nuestra conciencia está quieta y se ha purificado podemos percibir a través de ella lo que es verdaderamente real, solo entonces podemos ver lo que se refleja en ella y quiénes somos en realidad. Creo que ésta es la verdadera función y propósito del trabajo de respiración.

A mí me parece que Jesús también se parecía al Buda y a Patanjali. Predicó el poder del amor. Dijo que el amor era la primera ley de la vida. Para mí, el amor es ese espacio de percepción pura y presencia inmutable: el amor es lo que queda abierto y nos invita a unirnos a él cuando hemos liberado toda la «basura» o cuando todo lo demás se ha venido abajo. Sabemos que Jesús hablaba en arameo y que la mayor parte de los textos originales en ese idioma se han perdido o han sido destruidos con el tiempo. He oído que muchos de los escritos originales que todavía existen pertenecen a colecciones privadas, o quizás están guardados bajo llave en el sótano del Vaticano. Puede que solo sea un rumor. De cualquier modo, creo que es lógico suponer que en la traducción se ha perdido mucho de las enseñanzas de Jesús, y que a algunos puntos importantes se les ha dado la vuelta, han sido desvirtuados, ocultados a propósito o, simplemente, malinterpretados.

Por ejemplo, de Michael Ryce, autor de *Why Is This Happening to Me, Again?*, aprendí que la palabra en arameo para «pecado» es *kata*, que es la palabra que utilizaba Jesús cuando se refería a lo que ahora llamamos y entendemos como «pecado». En los tiempos de Jesús, la palabra *kata* se utilizaba para el tiro al arco; cuando el arquero fallaba el tiro, el juez gritaba «¡*Kata*!», que simplemente significaba: «¡Has fallado la diana!»[18]

Piénsalo: cuando Jesús le decía a alguien que había pecado, simplemente, le estaba diciendo que había fallado la diana. No tenía nada que ver con el mal. El infierno con su fuego y azufre no es necesario, lo único que hemos de hacer es adaptar nuestra visión.

En arameo también hay una expresión que no se encuentra en ningún otro lenguaje. Y se dice que Jesús la utilizaba: «Una mente sin amor es estúpida». ¡No es de extrañar que dijera que el amor era la primera ley de la vida!

La cuestión es que sufrimos el mismo problema. Estamos fallando la diana, no estamos entendiendo nada. No tiene nada que ver con el

---

18. Dr. Michael Ryce, *Why Is This Happening to Me, Again? And What You Can Do About It!*, Dr. Michael Ryce, Theodosia, *Misuri*, 1996.

pecado, con el castigo o con obrar mal. Se trata de la dimensión del amor. Sin amor estamos ciegos. Sin amor estamos sordos. Sin amor somos estúpidos. Sin amor estamos mudos y adormecidos a la verdad de nuestro ser, de la vida y de la realidad.

La dimensión del amor

El trabajo de respiración (respiración espiritual) despierta en nosotros la dimensión del amor. Si no contemplo el mundo a través de la visión del amor, no veré quién eres realmente. Si no me contemplo a mí mismo a través de la visión del amor, no veré quién soy realmente. El amor es muy importante en el trabajo de respiración. Es necesario que aceptemos con amor todo lo que encontramos a nuestro paso, en nuestro viaje interior. Y ese amor puede manifestarse a la perfección a través de la respiración, cuando abrimos y expandimos, y cuando relajamos y soltamos.

El amor brilla a través de nosotros cuando nos liberamos del miedo, el control, los juicios, la resistencia y los apegos. El amor es un espacio de percepción pura y de presencia. Es lo que queda cuando desaparece todo lo demás. Desear no es amar. Necesitar no es amar. Esperar o exigir no es amar. Pensar no es amar. Hacer no es amar. Aunque el amor también pueda estar en todas estas cosas y se manifieste a través de ellas. Pero… ¡Y esto es un gran pero!

Todos tenemos un ordenador biológico, que Michael Hewitt-Gleeson, de la School of Thinking ('Escuela de Pensamiento') y autor de *Software for Your Brain*, denomina «ordenador neck-top» [literalmente, 'encima del cuello']. Tiene *hardware* y *software*, y viene con sistema operativo incluido. Algunas partes del *hardware*, algunos programas y el sistema operativo son bastante antiguos y necesitan una actualización. El doctor Gleeson habla de Sócrates, Aristóteles y Platón, dice que son los «primeros *hackers*», los *hackers* del pensamiento.

Crearon e instalaron programas de *software* que hoy en día todavía están funcionando en nuestro cerebro.[19]

Gleeson habla del «Virus Platón». Este virus ha infectado el cerebro de los usuarios de todo el planeta, y se basa en el concepto de la «verdad absoluta». El autor nos dice que nos olvidamos de que eso solo son conceptos, y que una mente en la que predomina esta forma de pensamiento se queda bloqueada. Esta forma de pensar de correcto-incorrecto, bien-mal, nosotros-ellos es la que se ha estado utilizando en el mundo para iniciar y justificar todas las guerras y todos los actos de violencia desde hace más de dos mil años. Es una forma de pensamiento útil, pero supone solo un tipo de forma de pensamiento.

El concepto del bien y del mal es divisivo. Es violento. Puede ser solo violencia de pensamiento, pero es violencia a fin de cuentas. Gleeson ofrece una actualización para este programa de *software* anticuado. En vez de «bien o mal», sugiere «bueno y mejor». Siente: «Bien... Mal», «Bien... Mal». Respira y siéntelo realmente. Imagínate que eres un niño o una niña y que escuchas estas palabras y que notas su energía. Ahora, prueba la actualización: «Bueno... Mejor», «Bueno... Mejor». ¿Cómo te sientes? Sientes más afecto, ¿verdad?

¿Qué podemos conseguir con «el bien y el mal», y qué es lo que no podemos conseguir con «bueno y mejor»? ¿Necesitamos realmente el bien y el mal? ¿Es tan importante que dediquemos tanta energía a enseñar este concepto a nuestros hijos? Probablemente, la mayoría de las personas dirían: «¡Por supuesto! ¿Cómo sería el mundo si no enseñáramos a nuestros hijos la diferencia entre el bien y el mal?» Yo digo que sería el cielo en la tierra. ¿Por qué no pensamos que los niños pueden encontrar su camino, si les damos la libertad para que lo hagan y los mantenemos a salvo? En cierto sentido, creo que lo peor que podemos decirle a un niño es «¡Sé bueno!» ¡Ellos ya son buenos! Y, si

---

19. Michael Hewitt-Gleeson, *Software for Your Brain*, 3.a edición, Wrightbooks, Victoria, Australia, 1997.

«intentan» ser buenos, se vuelven antinaturales. Quizás estemos enseñando a nuestros hijos a que se desconecten de aquellas cosas con las que nosotros estamos intentando reconectar, porque a nosotros también nos enseñaron a desconectar de ellas.

Una cosa es cierta: cuando trabajamos la respiración o realizamos cualquier trabajo interior, hemos de dejar al margen el patrón de pensamiento «del bien y del mal» y «de lo correcto y lo incorrecto». Cuando emprendemos un viaje interior, cuando conectamos con nuestro niño interior, es mejor que nos hayamos liberado de esa forma de pensamiento divisiva; de lo contrario, ejerceremos la violencia sobre él. Estar en el corazón mientras trabajamos la respiración es lo que favorece nuestro viaje interior.

RESPIRA AHORA:
LA MEDITACIÓN EN EL CORAZÓN

Concéntrate en el centro del corazón. Deja que tu atención descienda desde tu cabeza para que pueda asentarse en el centro de tu pecho. Toma plena conciencia de este lugar que es la sede del amor que hay en ti. Alguien dijo una vez que éste es el viaje más largo que realmente deberías hacer en tu vida, recorrer los treinta centímetros de distancia que separan tu cabeza de tu corazón.

No es una coincidencia que el corazón esté protegido por los pulmones. ¡Quizás éstos sean las alas que necesitamos para volar! A medida que abres y expandes el pecho, vas creando espacio para que el corazón pueda abrirse. Concédete esa experiencia: crea más espacio en tu interior inspirando, para que el corazón tenga más sitio a su alrededor.

En cada inspiración consciente, completa y lenta, medita en la expansión de costado a costado, de delante hacia atrás, de arriba abajo. Deja que respire todo tu cuerpo y que el corazón sea el centro de tu experiencia. No tengas prisa. Concéntrate. Siente.

Imagina que respiras por el corazón, desde el corazón, con el corazón. Concéntrate en los sentimientos y las emociones naturales que resuenan en el corazón y que irradian del mismo: amor, paz, compasión, gratitud... Cuando respires, genera la energía de esos sentimientos. Empápate de esos sentimientos y de su energía. Envía su energía a todas las células de tu cuerpo.

Al espirar, permite que esa energía irradie a través de los poros de tu piel, como rayos de sol; esos rayos, esa respiración, transportan tus más sentidas intenciones en todas direcciones, hacia todas las cosas y todos los seres. Con esta meditación te conviertes en la fuente, el generador o el canal de la energía del amor, y tú eres el primer afortunado receptor de la misma.

Todos los días, decenas de miles de monjes budistas se orientan hacia los cuatro puntos cardinales y envían vibraciones de paz al mundo. Oran para que todos los seres tengan paz, para que se liberen del sufrimiento. Creo que ellos realmente marcan la diferencia. Creo que nosotros también podemos poner nuestro granito de arena para compensar toda la ignorancia y la energía negativa que hay en el mundo realizando esta práctica. Estoy convencido de que una intención genuina, impulsada por la respiración, puede obrar milagros.

¿Lo has captado? Empieza a practicar esta técnica de respiración espiritual y observa cómo va surgiendo el conocimiento interior, a medida que vayas siendo más consciente de que cada respiración es una oración y una bendición.

La respiración cotidiana

Una de las principales cosas en las que nos concentramos cuando trabajamos la respiración y uno de los principales puntos en los que hacemos hincapié en todos los seminarios es en la importancia de ponernos en un estado positivo y mantenerlo durante la práctica. Tony Robbins lo llama «estado emocional hermoso», y Barnet Bain, «el sentimiento más increíble». Yo lo experimento como un estado espiritual.

Estoy seguro de que habrás tenido esta experiencia: por alguna razón, o sin razón aparente, estás de mal humor. Debido a ese estado de ánimo, parece que todo te afecta; cosas pequeñas a las que normalmente no les darías importancia, o les darías muy poca, te trastornan de un modo exagerado. Incluso las cosas que normalmente te gustan, no puedes disfrutar de ellas debido al «desagradable» estado en el que te encuentras. Por otra parte, también hay momentos en los que, no sabes por qué, te sientes de maravilla. De hecho, te sientes tan bien que las cosas que suelen molestarte no te molestan lo más mínimo. Esto se debe a tu estado de ánimo.

En la práctica de la respiración espiritual, nuestra prioridad o enfoque es crear un estado hermoso o acceder al mismo. Los ejercicios y las meditaciones que vienen a continuación son para conseguir justamente eso, para que consigas los estados más bellos y productivos. Te aconsejo que intentes disfrutar al máximo en las mismas, porque cuando entramos en esos estados espirituales hermosos podemos acceder a lo mejor y más elevado que hay en nosotros.

La compasión y el perdón

Son estados que pertenecen a los sentimientos y al corazón. El atajo para recuperarlos es concentrarnos en el corazón y respirar con suavidad y dulzura, combinando fuerza y paz. Imagina un bebé al que le están saliendo los dientes y que está malhumorado, molesto y lloroso y no puede dormir. Al final, dejan de dolerle y se queda dormido. Ahora tienes que cogerle en brazos y llevarlo a la cuna sin despertarle. ¿Cómo lo tratarías? Haz lo mismo con la respiración, como si fuera un bebé sensible y delicado.

Uno de los secretos del trabajo de respiración es incluir ciertas cualidades conscientes a la respiración, a nuestra forma de respirar. ¿Cómo es la compasión? ¿Cómo respira alguien que siente mucha compasión? Respira de ese modo. ¿Cómo te sientes cuando perdonas a alguien? ¿Cómo te sientes cuando eres perdonado? ¿Cómo respira una persona que perdona de verdad o que experimenta un perdón genuino?

No hay una respuesta correcta esperando a que la aciertes. Se te está pidiendo que te conviertas en ello. Concéntrate en los sentimientos de compasión y de perdón, y utiliza tu respiración para darles forma y expresión.

Conectar

Todos estamos aspirando la misma burbuja de aire que envuelve a la tierra. Por consiguiente, la respiración nos conecta con todas las personas y cosas, seamos conscientes de ello o no. Siente que está viva esa conexión dentro de ti. Aprende a usar la respiración para despertar a una experiencia sobre la misma. Cuando contemplas una puesta de sol, no lo hagas solo con los ojos, hazlo también con la respiración. Cuando escuches algo o a alguien, absorbe la energía de lo que escuchas con tu respiración. Cuando tocas algo, siéntelo con la respiración. Todo es energía, y, una vez estás en contacto con la energía de la respiración, puedes estar en contacto con todo.

Siéntete increíblemente bien

Piensa en algún momento en que te sintieras increíblemente bien, en que todo fuera maravilloso y tú fueras extraordinariamente feliz, te sintieras verdadera y totalmente vivo, abierto, inspirado, conectado. Quizá te estabas enamorando. Quizás estabas mirando a un bebé a los ojos. Quizás estabas tomando una copa en un atardecer, haciendo un saque perfecto jugando al tenis, haciendo una hornada de galletas perfectas en el horno, haciendo una presentación fabulosa o cerrando un contrato comercial provechoso. Quizá te estabas preparando para unas vacaciones o disfrutando de una celebración. Quizás estabas sirviendo a alguien, cambiando la vida de alguien, cambiando el mundo o contribuyendo a una causa altruista.

Cuando ya tengas el recuerdo que necesitas, imagínalo en tiempo presente. Siéntelo como si estuviera sucediendo ahora. Siéntelo plenamente. ¿Cómo es la experiencia? ¿El sentimiento? Empieza a utilizar cada respiración para avivar ese sentimiento. Genera el sentimiento, aliméntalo, foméntalo con la inspiración. Utiliza la espiración para relajarte en él y disfrutar del mismo. Procura ser muy zen. Mantén la atención en el momento presente, respiración a respiración, en este increíble sentimiento.

Practica la respiración de-reflexiva

Inspirar físicamente, espirar mentalmente. Espirar mentalmente e inspirar físicamente. Ésta es la esencia de la técnica de respiración espiritual denominada de-reflexiva. También se llama el *kriya yoga* de Krishna. ¡Hay más, pero entender esta parte principal es muy importante!

Al respirar, has de imaginar que el aire y la luz viajan por el mismo camino y al mismo tiempo, pero en direcciones opuestas. Algunas personas utilizan sus manos para representar la luz. Cuando inspiramos, la luz sale de nosotros y se aleja, y cuando espiramos, la luz se dirige a nosotros y entra.

Esta meditación tiene como finalidad disolver la ilusión de la separación y romper el hábito de la identificación con el cuerpo. Está diseñada para ayudarnos a fusionarnos con la energía que impregna y envuelve todas las cosas y a todos los seres. Como me dijo una vez un amigo, todo en el universo tiene conciencia, y cuando nos obsesionamos demasiado en la nuestra nos desequilibramos respecto al resto del universo.

Las tres olas de la paz, el amor y la alegría

Concéntrate en tu corazón y genera la energía del amor, la paz y la alegría e inspira. Imprégnate de ella, y luego libera esta energía en el mundo al espirar. Que cada respiración sea como una ola. Cuando se lanza una piedra a un lago, las ondas circulares que se generan van en todas direcciones.

Haz tres inspiraciones largas, acompañadas de sus tres correspondientes suspiros relajantes, concentrándote en tu corazón. Siente que te llenas de amor, paz y alegría y envía esa energía al mundo, como una flor liberando su fragancia. Una intención genuina, alimentada por la respiración, puede hacer magia en el mundo.

El aspirador espiritual

Ésta es una meditación avanzada para corazones intrépidos. Inspira toda la energía negativa del mundo hacia tu corazón y deja que una vez allí se transforme en energía positiva. Inspira dolor, espira placer. Inspira miedo, espira seguridad. Inspira odio, espira amor. El corazón es un transformador. Confía en él. Utilízalo. Inspira tristeza, espira gratitud. Respira desde tu corazón.

La energía no se queda en tu interior. Pasa a través de ti sin demorarse. Sé como un niño: inocente. Cree que el corazón puede transformar al instante, como por arte de magia, cualquier tipo de energía en amor, alegría y paz. El corazón sabe cómo hacerlo. A través del corazón podemos ver la divinidad en todas las personas. A través del corazón vemos la perfección en todo. Esto no es un pensamiento. Es un sentimiento. Es algo genuinamente creativo.

5

Respira el éxito en la vida, el amor, los negocios y mucho más

Si puedes hacer algo con la respiración, alcanzarás la fuente de la vida. Si puedes hacer algo con la respiración, podrás trascender el tiempo y el espacio. Si puedes hacer algo con la respiración, estarás en el mundo y más allá del mismo.

EL LIBRO DE LOS SECRETOS, OSHO

En otoño de 1969, cuando me estaba formando como especialista en rayos X, vi una invitación en el tablón de anuncios para aprender la técnica de reanimación cardiopulmonar (RCP). Me apunté sin dudarlo. El deseo de aprender a insuflar vida en otro ser humano fue instantáneo, automático e irresistible. Cuando me presenté al curso, no me podía creer que fuera el único asistente de mi departamento.

Unas semanas más tarde, me enviaron a la unidad de cuidados intensivos a hacer una radiografía de pecho rutinaria con el equipo móvil. Más tarde, me enteré de que el paciente, que se llamaba John, era un cazatalentos del béisbol. En cuanto entré en la habitación, enseguida noté que algo no iba bien.

Me acerqué a él todo lo que pude, le examiné con cuidado, le escuché y le sentí. ¡No respiraba! En ese instante empezó el bip, bip, bip, del monitor del corazón, que se convirtió en un biiiiip largo y estable. Se le había detenido el corazón, y en ese momento se aceleró el mío. Le tomé el pulso. No cabía duda: ¡no tenía pulso! Le levanté los párpados y tenía las pupilas fijas y dilatadas. Estaba clínicamente muerto.

Pasé a la acción y seguí el protocolo al pie de la letra, tal y como me habían enseñado y había practicado en clase. Lancé su almohada al suelo detrás de mí. Le incliné la cabeza hacia atrás, le tapé la nariz, le cubrí la boca con la mía y le insuflé una buena cantidad de aire. Vi cómo se le hinchaba el pecho y luego observé y escuché cómo se le hundía el pecho y se le escapaba el aire.

Le insuflé otra bocanada de aire y grité pidiendo ayuda. Coloqué mis manos sobre su esternón, tal como me habían enseñado, e hice cinco compresiones rápidas. Empezaron a llegar médicos y enfermeras, pero tenían dificultades para entrar ellos con su carro de paro cardíaco, porque mi máquina de rayos X estaba bloqueando la puerta.

La cama era demasiado blanda y su cuerpo cedía a la presión de mis manos, y me preocupaba que las compresiones que estaba realizando no tuvieran ningún efecto. Recuerdo que grité: «¡Necesitamos una tabla espinal! ¡Que alguien traiga una tabla espinal!» ¿Era mi voz? Era como dos octavas más alta de lo habitual. Me di cuenta de que, para ayudarle, lo primero que tenía que hacer era relajarme y respirar yo.

Un par de personas del equipo le pusieron rápidamente la tabla espinal y le insuflé dos bocanadas más de aire. Al iniciar la siguiente ronda de compresiones me sentí más seguro. Una enfermera se inclinó sobre el paciente con una bolsa Ambu (un reanimador manual) para realizar las ventilaciones.

Uno de los médicos se puso detrás de mí para relevarme en las compresiones cuando, de pronto, John volvió a la vida con una sacudida. Abrió los ojos. Parecía sorprendido, por un momento parecía que tenía miedo, pero enseguida reflejó una paz extraordinaria. Así como si nada, empezó a respirar solo. Alguien le tomó el pulso y dijo: «Pulso bueno y fuerte». Todo terminó casi tan rápido como comenzó.

La mayor parte del equipo de la UCI regresó a sus quehaceres sin demasiados aspavientos. Supongo que para ellos era normal, un día más en la oficina. Pero yo sentía ganas de dar saltos y gritar de alegría. ¡Fue un verdadero milagro! Minutos antes, el hombre había estado clínicamente muerto, y ahora estaba vivo y había vuelto a respirar. Quería celebrarlo. Tenía ganas de llorar. Necesitaba abrazar a alguien.

Dos de las enfermeras se habían quedado en la habitación. Con calma y meticulosidad, le sacaron ordenadamente todos los tubos y cables. Una de ellas le preguntó: «¿Cómo te sientes?» No respondió. Sentía la energía de la adrenalina y la alegría circulando y vibrando a través de mí. Me había venido arriba como una cometa y temblaba como una hoja.

Estaba en el umbral de la puerta, inclinado sobre mi máquina de rayos X, observando y escuchando eufórico la respiración de John. Cuando se marcharon las enfermeras, hice lo que había ido a hacer: le hice la radiografía, intentando fingir que para mí también era un día más de trabajo en la oficina. Pero, en realidad, fue el día más increíble y maravilloso de mi vida. ¡Me quedé enganchado al milagro de la respiración!

Después de esa primera experiencia, he tenido la oportunidad de reanimar a más de una docena de personas en el transcurso de diez años. Cuando te encanta lo que haces, ¡la vida te da muchas oportunidades para hacerlo! También he formado a varios miles de personas en RCP, ¡una habilidad que vale la pena tener y compartir!

* * *

La respiración es de muchas formas nuestro mejor amigo y ayudante en la vida; nos acompaña desde el nacimiento a la muerte. Nos apoya incondicionalmente en todo lo que hacemos, tanto si somos conscientes de ello como si no, y tanto si lo valoramos como si no. Nuestra respiración se parece al canario que llevaban a las minas de carbón. ¿Conoces la historia?

Antiguamente, en las minas de carbón, los mineros morían cuando se encontraban con bolsas de gases nocivos durante el proceso de extracción. Estos gases, a menudo, ni olían ni sabían a nada, así que se les ocurrió llevar un canario a los túneles. Puesto que el pájaro era más sensible que ellos, perecería si había gases antes de que los mineros pudieran darse cuenta de los mismos. Esos pájaros salvaron muchas vidas. Nuestra respiración es como el canario: responde a cosas de las que no somos conscientes o que no hemos percibido.

Siempre me ha fascinado un biorritmo en particular, un fenómeno natural que en la antigüedad se consideraba tan importante que se creó toda una rama del yoga en torno al mismo; se llama *swara yoga*. ¿Sabías que tu respiración oscila como un péndulo entre el orificio derecho y el izquierdo, aproximadamente, cada hora, y que lo hace desde el día en que naciste?

Compruébalo ahora. Cierra un orificio nasal e inspira y espira por el opuesto; luego, cambia de orificio y haz lo mismo. ¿Cuál notas más abierto? ¿Cuál está más tapado? Vuelve a revisarlo al cabo de un rato y probablemente notarás que ha cambiado. También hay momentos en que los orificios nasales están abiertos y equilibrados.

El hecho de que uno u otro domine en un momento dado, indudablemente, se debe a la actividad de los hemisferios cerebrales, que es tan sistemática y regular como un reloj. Resulta que uno de los primeros ritmos que se ven alterados cuando padecemos algún desequilibrio, cuando aparece una enfermedad, es justamente éste. Los *swara yoguis* desarrollaron varios ejercicios y técnicas para influir en este ritmo, para adaptarlo y reequilibrarlo cuando sea necesario.

Es más, los yoguis descubrieron que este ritmo está relacionado con aspectos de la vida que trascienden el cuerpo, como el sol, la luna, los ciclos planetarios y la astrología. Programaron actividades mentales y físicas como despertarse e irse a dormir, bañarse y comer, trabajar y meditar, de acuerdo con este ritmo. Lo tenían en cuenta cuando iban a concentrarse en un problema matemático o escribir poesía. Lo tenían presente cuando iban a pedir un favor al rey, a entrar en combate, a orar, a trabajar en el jardín o a hacer el amor.

Estuve obsesionado con esta práctica yóguica durante más de un año. Llevaba siempre encima un espejito en forma de media luna y lo sacaba docenas de veces al día, para ponérmelo debajo de la nariz y respirar sobre él. Estudiaba la forma y el tamaño de las dos nubes húmedas que aparecían, anotaba la hora, mi estado de ánimo general, el lugar donde me encontraba, lo que estaba haciendo, quién estaba conmigo y qué estaba sucediendo. Aprendí mucho sobre mí mismo y sobre los demás, sobre la vida y el mundo, y sobre el aliento y la respiración.

No te estoy sugiriendo que te conviertas en un fanático; bueno, ¡quizá yo lo sea! No, lo que quisiera que entendieras es que hay infinidad de aspectos relacionados con la respiración que no hemos explorado o descubierto, y que la respiración está relacionada con todos los niveles de nuestra existencia, que encierra muchos misterios, y que podemos utilizar el trabajo de respiración para mejorar en todas las áreas de nuestra vida.

Respira la sinfonía de la vida

Me encantaban las visitas diarias que realizaba, a principios de los noventa, al Hotel Metropol de Moscú, cuando daba seminarios. Los rusos llamaban a lo que yo hacía «respiración libre», y, como mi enseñanza era gratis, el término venía como anillo al dedo. Me gustaba el hotel porque podía librarme del frío, leer periódicos en inglés y disfrutar de un café caliente en el bar o restaurante de la entrada. A veces entraba solo para usar el baño, porque estaba limpio, caliente y tenían papel del váter estilo americano, en vez de papeles de periódico viejos o la marca de papel nacional que, literalmente, ¡tenía partículas de madera! Iba tan a menudo al hotel que todo el mundo suponía que me alojaba allí. Mi familiaridad con el lugar llegó a tal extremo que podía ir a recepción y solicitar un coche de cortesía, ¡básicamente, un servicio de taxi gratuito!

Un día, una vez calentito y al día con las noticias, salí a la calle a pasear por una zona del centro que todavía no había explorado. Observé que había muchas personas con instrumentos musicales, caminaban deprisa, venían de todas direcciones y se dirigían al mismo sitio. Seguí la corriente de los transeúntes y llegué a un pequeño auditorio, donde me senté en la parte de atrás a observar cómo afinaban sus instrumentos y se aposentaban. No recuerdo su nombre, pero no tardó en aparecer el director de orquesta más famoso del país. Todos estaban muy entusiasmados por tener la oportunidad de ensayar con él.

La música que interpretaron me puso la carne de gallina. Jugué con mi respiración, siguiendo la música y el ritmo y variando la intensidad de mis inspiraciones y espiraciones, dependiendo del sentimiento o la velocidad de la misma. Creo que nunca había llegado a apreciar la música clásica hasta ese día. Yo crecí escuchando *rock and roll*, música folk y pop.

Mi mente se trasladó a mi infancia, a la clase de apreciación de la música, que recibíamos en la escuela católica. Las monjas nos ponían música clásica, mientras nosotros nos reíamos a escondidas y nos aburríamos soberanamente. Todo nos sonaba igual: un puñado de violines, un ruido general. Sin embargo, ese día, observando y escuchando, me quedé sorprendido al ver los detalles que captaba el director de orquesta.

Había más de cuarenta violinistas, y si uno de ellos se adelantaba o retrasaba un segundo en sus notas, él se daba cuenta. Para mí, si cinco de aquellos violinistas se hubieran quedado en casa ese día, habría sido exactamente lo mismo. Y con un centenar de músicos tocando a la vez, si un flautista que tocaba demasiado alto o demasiado bajo, el director paraba el ensayo y le reprendía. ¡Eh!, yo ni me había dado cuenta de que había un flautista en la orquesta. Empecé a entender cuántas más cosas que yo podía apreciar ese director.

La respiración es algo parecido: es como escuchar una orquesta sinfónica. Una persona corriente piensa: «Inspirar y espirar. ¿Qué tiene de particular?» Te lo diré. Hay aspectos de la respiración en los que no has reparado jamás, y esos aspectos, como dijo una vez el maestro espiritual Osho, son como las puertas a una nueva conciencia, a una nueva realidad. Pero son muy sutiles.

Te invito a convertirte en un maestro de tu instrumento y en el director de tu orquesta. Cuando lo consigas (cuando empieces a captar las sutilezas, los detalles, el poder y la belleza), también podrás empezar a realizar y a conseguir cosas extraordinarias en tu vida. Cuando sintonizas con la respiración y estás abierto a la misma, la respiración también se abre y sintoniza contigo.

Cuando aprendes a apreciar y a lograr la maestría de tu respiración, la vida se abre a ti de maneras que para una persona corriente serían solo un sueño, o ni siquiera podría llegar a imaginar.

La mayoría de las personas pueden hablar, cantar, bailar, lanzar un balón, utilizar un bolígrafo, un pincel o hacer una comida, pero algunas personas, a través de la práctica y de la devoción, encuentran la manera de convertir estas cosas en un arte. Con la respiración sucede lo mismo. Todos respiramos, pero podemos aprender a respirar de formas que nos conduzcan a los más poderosos y bellos estados y habilidades. Podemos desarrollar una relación con la respiración que nos permita convertirnos en maestros espirituales. Recordando esto, vamos a jugar con otro ejercicio.

RESPIRA AHORA:
MEDITACIÓN DE ESCUCHAR

Ponte un par de piezas de tu música favorita. Puedes usar auriculares. Mientras escuchas la música, empieza a asimilarla con la respiración. Respira al ritmo de la música. Sincroniza el movimiento de tu respiración con el de la música. Juega con tu respiración mientras escuchas. Varía la velocidad, el volumen y la intensidad de tu respiración cuando cambie el pulso, el ritmo y el sentimiento de la música.

Haz sonidos respiratorios (al inspirar y al espirar). Pon pasión y entusiasmo en la respiración mientras escuchas y participas de tu actuación. Expresa con tu respiración los sentimientos que despierta en ti esa música.

Utiliza la respiración para fusionarte con la música. ¡Diviértete! Experimenta. Puede que descubras una forma de disfrutar y apreciar la música totalmente nueva. Asimismo, desarrollarás el mecanismo de la respiración y le darás más amplitud y flexibilidad. Utiliza tu música favorita para ampliar tu repertorio respiratorio.

La clave para la transformación final

Una cosa es responsabilizarnos de nuestro proceso. Otra es utilizar la respiración para generar amor, paz y alegría; trabajar con sus poderes restauradores, creativos y curativos. Y otra bien distinta, que la respiración te ayude a elevarte y a emprender un viaje extraordinario.

El verdadero milagro de la respiración se produce solo cuando aprendemos a activarla, a encenderla, a liberarla para que haga su trabajo en nuestro interior, cuando somos capaces de permitir que se apodere de nuestro ser, cuando podemos entregarnos a la misma, cuando nos ayuda a sacarnos de encima el miedo, el estrés y la tensión de las células de nuestro cuerpo como un perro se sacude el agua.

Solo podemos alcanzar los estados más elevados, como dicen los cuáqueros, cuando abrimos las puertas y ventanas de nuestro ser y dejamos que el poder del soplo del Espíritu Santo pase a través de nosotros. ¡El Espíritu Santo es la respiración! Si te preocupa que el viento tumbe todas las baratijas que tienes en los estantes, si insistes en aferrarte a tus viejas creencias limitadoras sobre quién eres o lo que puedes hacer, consciente e inconscientemente estarás impidiendo la libre y completa circulación de la respiración. Entonces, lo único que puedes esperar es que el espíritu se siente, en silencio y amorosamente, delante de tu puerta, a aguardar a que estés «preparado».

Espero que este libro te ayude a despertar el afán de estar preparado, porque sin él jamás podrás disfrutar de los grandes dones del espíritu y de la respiración. Cuando un buscador espiritual está preparado, el siguiente libro que elige es el que tiene la respuesta que estaba esperando, el siguiente maestro que conoce es el que le enseña el camino y la siguiente técnica que practica es la que le ayuda a realizar un gran progreso. En realidad, poco tiene que ver con el libro, el maestro o la técnica, sino con estar preparado. Con esa predisposición, incluso algo tan simple y natural como la respiración te liberará y satisfará el eterno deseo que alberga tu corazón.

Directrices para vivir

Mi camino y mi programa de respiración, al que he llamado Breath Mastery ('Maestría de la Respiración'), reúne todas estas herramientas y técnicas, todos estos métodos y estrategias, con el fin de lograr la maestría en la respiración. Ésta es la esencia y el propósito de mi práctica, y es en lo que me enfoco en mi trabajo.

Para hacer realidad la promesa final de Breath Mastery hemos de tener algo de fe en nosotros mismos. Hemos de aprender a confiar en nuestra divinidad natural. Hemos de fomentar en nosotros el sentimiento de uni-

188 RESPIRAR LA VIDA

dad con el resto de la existencia y el aprecio por la perfección de la vida. Hemos de estar dispuestos a ser conscientes y sentirnos a gusto con lo que hay, tal como es, en cada momento. Y requiere que por nuestra parte alberguemos el propósito sincero de crear un espacio de amor incondicional que lo incluya todo, activo y consciente. No cabe duda de que es una gran tarea que en cierto modo no se puede enseñar, solo se puede captar.

Los patrones respiratorios son como las huellas dactilares: únicos para cada persona. Tu forma de respirar dice mucho sobre ti y sobre tu relación contigo mismo, con tu cuerpo y con la vida. Cada estado fisiológico, emocional y psicológico tiene su correspondiente patrón respiratorio. La forma en que respiras cuando estás enfadado y disgustado es diferente de cómo respiras cuando estás relajado y en calma. Tu forma de respirar cuando tienes miedo o te duele algo es diferente de cómo respiras cuando estás cómodo o sientes placer.

Cuando cambia tu estado, cambia tu forma de respirar. Es como una calle de doble sentido: cuando cambias tu forma de respirar, cambias tu estado de ánimo. Y en ello reside el poder transformador y el potencial curativo del trabajo de respiración.

Cada vez que «tomas el control» de la respiración estás reprogramando tu «piloto automático». Si el miedo, el sentido de culpa, la ira, la vergüenza o la confusión hacen que cambie tu respiración, mediante el control de la misma puedes recobrar el equilibrio y regresar a un estado en el que tengas otros recursos. Cuando tienes la respiración bloqueada o es caótica, acelerada o retenida, ésta genera o agrava ciertos estados emocionales y psicológicos. Algunos pensamientos suelen generarnos ciertos sentimientos, y viceversa. Ésa es la razón por la que es importante que, cuando respiremos, nos concentremos durante un tiempo en crear sentimientos y pensamientos amorosos, brillantes, positivos y maravillosos. Cualesquiera que sean los sentimientos o los pensamientos en los que te concentres mientras respiras, puedes estar seguro de que la respiración les dará vida. ¡Así que ve con cuidado con lo que piensas al respirar!

Las directrices o fuerzas activas que vienen a continuación también son opciones y estados de conciencia. Reflejan mi compromiso espiritual en la vida y con este trabajo. Representan el proceso y el camino hacia el Breath Mastery:

Unidad e integridad
Energía y vitalidad
Libertad y seguridad
Paz y poder
Amor y luz
Salud y felicidad
Ritmo y equilibrio
Círculos y ciclos
Perdón y gratitud

Si puedes incorporar estas directrices en tu respiración, convertirlas en tu centro de atención cuando respires, respetarlas y comprometerte con ellas, obtendrás innumerables beneficios.

6

Veintiún días para conseguir el reto de Breath Mastery

Te invito a realizar un viaje de tres semanas para que descubras el poder y el potencial del trabajo de respiración. Cada día exploraremos un ejercicio de respiración, una técnica o una meditación. Este curso está diseñado para ofrecerte una base sólida y amplia, y para ayudarte a desarrollar el conocimiento y las destrezas que necesitas para dominar tu respiración y que ésta se convierta en una herramienta para conseguir la salud, el crecimiento y el cambio, en tu cuerpo, mente y espíritu.

Haz todo lo que puedas para seguir la fórmula mínima: 10 + 10 + (10 × 2). Eso significa diez minutos por la mañana, diez por la noche y diez veces al día durante dos minutos. A la mayoría de las personas no les supone ningún problema incluir diez minutos más a sus rituales matinales o nocturnos. El verdadero reto está en adquirir el hábito de hacer una pausa cada hora, durante el día para hacer la práctica de dos minutos de respiración consciente. No te enfades contigo mismo si no puedes conseguirlo simplemente, haz todo lo posible por hacer tantas de estas minisesiones como puedas. Creo que los beneficios que obtendrás de seguir este protocolo te motivarán a hacer mucho más.

Puede que te apetezca dedicar más tiempo a algunos ejercicios y técnicas, o que incluso tengas especial interés en hacer algún ejercicio que te resulte más difícil o más agradable durante varios días seguidos. Eso está muy bien. Avanza por las lecciones a tu propio paso, pero no te saltes ninguna o le prestes menos atención a una que a otra porque te parezca fácil o simple. Dedica a cada lección toda tu atención y enfoque.

Si quieres ir más deprisa o profundizar más, dedica veinte minutos por la mañana y veinte por la noche, en lugar de diez, y haz un entrenamiento/práctica de diez o veinte minutos al mediodía, además de las diez sesiones de dos minutos.

Hay otra opción para aquellas personas que no puedan arreglárselas para hacer las sesiones de dos minutos a lo largo del día (llamémoslo plan B), que es tres veces al día durante cinco, diez o veinte minutos cada vez. Como puedes ver, el mínimo son tres sesiones de cinco minutos durante el día. Si eliges esta opción, te garantizo que obtendrás muchos beneficios, pero espero que elijas algo más que no sea el mínimo, especialmente si estás interesado en alcanzar la maestría de la respiración, si quieres usar la respiración para curar o mejorar algún problema físico, emocional o psicológico o si tu meta es la salud óptima, el máximo rendimiento o desarrollar todo tu potencial.

Cualquiera que sea tu decisión y lo que quiera que hagas, apúntalo en tu diario de respiración. Anota lo que has practicado o has notado, lo que te ha sucedido o has aprendido o aquello de lo que te has dado cuenta. Al final del curso revisa los ejercicios, selecciona los que realmente te hayan gustado y profundiza en su práctica. Puede que también te interese combinar varios ejercicios para crear tu práctica personalizada.

Advertencia: a menos que se especifique lo contrario, puedes respirar por la nariz o por la boca, lo que te resulte más fácil, interesante o cómodo. Salvo que un ejercicio en particular deba realizarse respirando por la nariz o por la boca, hazte un favor y experimenta por ti mismo de ambas formas.

Una advertencia más: hay un par de técnicas y prácticas terapéuticas avanzadas para las que puede que necesites una hora o más. Estas técnicas están indicadas y es mejor que las hagas con otra persona que también esté realizando este trabajo, con un *coach* cualificado o con un profesional del trabajo de respiración (en persona o vía Skype).

Si deseas mi ayuda, puedes hacerte miembro de mi Breath Mastery Inner Circle ('Círculo Interno de Maestría de la Respiración'): encontrarás toda la información en www.breathmastery.com. Para encontrar un *coach* de trabajo de respiración cerca de ti, contacta con office@breathmastery.com.

Día uno: observar la respiración

El dominio de la respiración empieza con la conciencia de la respiración. Si deseas obtener todos los beneficios de este trabajo, tendrás que aprender a desarrollar una relación íntima y muy consciente con tu respiración.

Lo más importante en la práctica de la respiración consciente es que no eres tú quien respira. No respiras de ninguna manera concreta: solo has de permitir que la respiración entre y salga por sí misma, mientras tú eres un observador imparcial, un testigo desapegado. Es una práctica de mindfulness, también conocida como observación de la respiración.

Observa ahora tu respiración. Con diez minutos basta, pero veinte es mejor. Adquiere el compromiso de convertirla en una práctica diaria.

Si respiras por la nariz, concentra tu atención en los sentimientos y las sensaciones que notas en tus orificios nasales cuando entra y sale el aire. Si respiras por la boca, observa los sentimientos y las sensaciones que notas cuando el aire pasa por tus labios y tu lengua. También puedes concentrarte en los sentimientos y las sensaciones que despierta el movimiento de tu pecho o abdomen que genera la respiración.

Si tu mente se dispersa (que lo hará), si te quedas atrapado en los pensamientos o si algo acapara tu atención y te distraes de la respiración, simplemente, vuelve a prestar atención a la respiración en cuanto te des cuenta de ello. Concéntrate totalmente en la siguiente respiración. Recompénsate haciendo una respiración que te resulte especialmente placentera, que te dé energía y te relaje.

Empieza a desarrollar el hábito de sintonizar con tu respiración en diferentes momentos y realizando varios tipos de actividades. Por ejemplo, observa cómo respiras caminando, trabajando y levantando cosas. Observa tu respiración cuando te relacionas con los demás.

Empieza también a observar cómo respiran otras personas. Observa cómo respiran las personas con las que vives, trabajas y compartes tu ocio. Observa cómo respiran cuando hablan, se mueven, se esfuerzan, se quejan y celebran, cuando están enfadadas, nerviosas, abochornadas, etcétera. Prestar atención a la respiración de los demás te hace ser más consciente de tu propia respiración.

Día dos: bostezar y suspirar

Hoy pasaremos de la práctica pasiva de la conciencia de la respiración a la práctica activa de la respiración consciente. Pero, para empezar correctamente, vamos a recurrir a la naturaleza y a empezar con dos reflejos naturales o respuestas respiratorias: el bostezo y el suspiro.

Un suspiro está compuesto de una inspiración que es el doble de amplia de lo habitual, seguido de una espiración relajante y larga. La clave de este ejercicio es que la inspiración sea el doble de larga, profunda o completa que la que realizas normalmente. Es como superponer una inspiración a otra. Has de crear un estiramiento o expansión adicional en la inspiración, lo cual automáticamente desencadenará una espiración más exagerada o larga de lo normal. Esta respiración natural realizada conscientemente te dará energía y te relajará.

Si eres como la mayoría de las personas, seguramente ya suspires cada cinco minutos o doce veces a la hora. La naturaleza te incita a hacerlo para inflar los alvéolos, para que los pulmones se mantengan sanos y conserven su capacidad respiratoria. Si practicas la conciencia de la respiración, empezarás a ser consciente de estos suspiros automáticos e inconscientes en el momento en que se producen. Cuando te suceda eso, te recomiendo que colabores con ellos; síguelos con otro suspiro deliberado. ¡Redobla la naturaleza!

Practica inspirar expandiendo los pulmones y el suspiro relajante en este momento. Exagéralo. Dramatízalo. ¡Teatralízalo! Al inspirar, hazlo como si estuvieras añadiendo una inspiración encima de la otra, estira un poco más la inspiración y luego, cuando dejas salir el aire, relájate conscientemente. Utiliza la espiración para liberar conscientemente todas las tensiones físicas de tu mandíbula, tu cuello y tus hombros.

Hacer un par de estas respiraciones puede provocar el bostezo. Si no es así, adelante, bosteza intencionadamente. Mueve la mandíbula y, mientras inspiras, haz algo en la parte superior de la garganta al inspirar para activar deliberadamente el reflejo de bostezar. Y, al igual que has hecho con el suspiro relajante, exagéralo. Dramatízalo. Haz que sea una experiencia corporal integral. Añade sonidos agradables y estiramientos placenteros con el bostezo.

Y ahora te voy a revelar la verdadera clave: combina el bostezo con el suspiro. Cuando das un suspiro consciente y relajante se activa el reflejo del bostezo. Y, cuando bosteces, inspira a fondo expandiendo el pulmón y concédete otro gran suspiro.

Activa el reflejo del bostezo y, mientras lo haces, inspira profundo abriendo bien el pecho y dando grandes suspiros relajantes. Combina bostezar con suspirar. Practícalo ahora de 5 a 10 minutos. Estírate, muévete y haz sonidos mientras practicas. Conviértelo en una experiencia en la que participe todo tu cuerpo. Observa el efecto que tiene sobre tu energía, tu estado de ánimo y tu estado mental.

Incluye este ejercicio en tu rutina diaria 10 + 10 + (10 x 2). Hazlo cuando hayas realizado una actividad o cuando estés a punto de empezar otra. Utilízalo para refrescar tu cerebro y expandir saludablemente tus pulmones. Hazlo para sentirte más despierto y relajado. Hazlo porque te resulta agradable y te va bien.

Diviértete haciéndolo y diviértete con las reacciones de la gente que tengas a tu alrededor cuando te vean hacerlo. ¡Este ejercicio podría dar algunos buenos titulares en los periódicos!

Día tres: respiración diafragmática o «abdominal»

Hay muchas personas que respiran superficialmente y por la zona clavicular. Este patrón puede activar el reflejo de lucha o huida o una reacción de estrés; nos mantiene nerviosos o nos tiene al borde de la irritación y la ansiedad. Hoy vamos a practicar lo opuesto. Vamos a aplicar la regla general antiestrés y antiansiedad: respirar lento y profundo.

La respiración lenta y diafragmática es la clave para la salud óptima y el máximo rendimiento, así que es necesario que aprendas a dominarla. Se ha de convertir en algo natural para ti.

Muchos hombres, cuando se concentran en respirar profundo, solo se centran en inflar el pecho. Y muchas mujeres, preocupadas por su aspecto, suelen hundir el abdomen cuando respiran. Hemos de respirar por la parte inferior, por la zona denominada *dan tien* o *hara*. Es nuestro centro de gravedad, a unos pocos centímetros por debajo del ombligo, hacia la mitad del cuerpo, entre la espalda y el abdomen. Hemos de conseguir que esta forma de respirar se convierta en un patrón inconsciente, automático y duradero.

Pon ahora una mano sobre tu abdomen y otra sobre la parte superior de tu pecho y observa la respiración. ¿Qué mano se mueve más? ¿Qué mano se mueve primero? ¿Respiras por el pecho o por el abdomen? Si eres de los que suelen respirar por el pecho, has de cambiar este patrón. Si de natural respiras por el abdomen, te irá muy bien profundizar y reforzar conscientemente este saludable patrón.

Estírate ahora boca arriba, flexiona las piernas y apoya las plantas de los pies sobre el suelo. Al inspirar, arquea tu zona lumbar, y al espirar vuelve a colocarla en el suelo.

Al inspirar y arquear tu zona lumbar observarás que tu pelvis tiende a girar e inclinarse hacia abajo y hacia atrás (como si sacaras las nalgas). Al espirar y presionar la zona lumbar sobre el suelo, observa que tu pelvis tiende a rotar hacia arriba o elevarse (como si hundieras las nalgas).

De hecho, moviendo rítmicamente la columna y la pelvis de este modo con cada respiración, tu cuerpo «bombeará» espontáneamente el aire hacia dentro y hacia fuera. Siente esta acción de bombeo. Además de favorecer una respiración saludable, este ejercicio es bueno para aflojar y reforzar la zona inferior de la columna.

Otra forma de entrenarse en la respiración diafragmática es colocar un libro o algún otro objeto, como una bolsita de arena, sobre tu abdomen. Al inspirar levantarás el libro con la respiración. Al espirar volverás a dejarlo en su sitio. No utilices ningún otro accesorio; simplemente, respira lenta y conscientemente, y al inspirar deja que sobresalga tu abdomen. Al espirar, tu abdomen introduce el ombligo hacia la columna. Ésta es la respiración diafragmática o abdominal.

Cuando te sientes, coloca ambas manos sobre el ombligo, entrelazando ligeramente los dedos. Al inspirar, tus manos y dedos se separarán. Al espirar, tus manos y dedos deberían volver a juntarse.

Cuando estés de pie, coloca ambas manos en los costados de tu cintura por encima de los huesos de las caderas, los dedos hacia el frente y los pulgares hacia atrás. Al espirar, aprieta los costados con las manos y junta los dedos apretando. Al inspirar deberías sentir que la respiración empuja tus manos y hace que éstas se separen y que se separen tus dedos.

Para mejorar la respiración diafragmática, practica inspirar mientras aplicas más presión con las manos y con los dedos.

Día cuatro: la zona terapéutica

Respirar cómodamente a un ritmo de seis respiraciones por minuto es muy terapéutico. Hoy vas a concentrarte en este patrón. Si seis respiraciones por minuto te resulta demasiado difícil, haz ocho o diez. Si seis es demasiado fácil, haz cinco o cuatro.

Seis respiraciones por minuto implica inspirar en cinco segundos y espirar en cinco, dejando solo un momento de transición entre inspiración y espiración y viceversa. La respiración es rítmica, continua y suave.

Inspirar, 2, 3, 4, 5
Espirar, 2, 3, 4, 5
Inspirar, 2, 3, 4, 5
Espirar, 2, 3, 4, 5

Éste es un patrón respiratorio que puedes seguir siempre que te apetezca. Es una forma muy eficaz de concentrar la mente y de relajar y energizar el cuerpo. También aumenta la variabilidad del ritmo cardíaco (VRC), de lo que ya hemos hablado en el capítulo 2.

Si el ritmo de cuatro a seis respiraciones está muy alejado de tu zona de confort, empieza con doce respiraciones por minuto y reduce gradualmente. Si te quedas sin respiración o te llenas antes de haber finalizado el conteo, retén suavemente la respiración hasta que acabes de contar.

Día cinco: enlaza la espiración

Aprender a aflojar de golpe al espirar, expulsar el aire rápidamente y por completo, es una destreza muy poderosa. Si no has aprendido a aflojarte al espirar, no te extrañe que no puedas liberar la tensión o el dolor, el miedo o la ansiedad, o los pensamientos que te dan vueltas por la cabeza: no has aprendido la técnica energética de dejar ir. Con la respiración podemos desarrollar esta habilidad. Cuando aprendas a liberar tensión rápidamente y a fondo al espirar, te sorprenderá cuántas más cosas puedes dejar ir con facilidad.

Cuando inspiras a fondo, generas presión interna y expandes los músculos del pecho. Entonces, puedes usar esa presión y esa tendencia elástica de tus músculos para que espiren por ti. La espiración se produce por acto reflejo. No has de soplar o empujar sino, simplemente, relajarte, liberar y dejar que el aire salga por sí solo. Pruébalo ahora. Inspira profundo y suelta el aire de golpe. Libéralo. Expúlsalo. Déjalo salir rápidamente y del todo. No controles la espiración. No controles la exhalación. Libera la espiración y procura que salga el máximo aire de vez, como si se desinflara un globo.

Es cuestión de práctica, pero cuando ya lo has captado te sientes de maravilla. Una vez has aprendido a enlazar la espiración, te será muy útil en los momentos en que necesites liberarte de algo en cualquier otro aspecto.

Día seis: enlazar el movimiento con la respiración

«Dirige con la respiración.» Este consejo es de la gran bailarina y maestra de respiración Ilse Middendorf. También procede del legendario Mikhail Ryabko, el fundador de las artes marciales rusas Systema. Cuando dos maestros totalmente diferentes, de culturas y campos profesionales distintos, llegan a la misma conclusión, vale más que prestemos atención.

Todo experto en artes marciales, boxeador y atleta conoce el poder de sincronizar el movimiento y la respiración. Escucha a algunos de los mejores tenistas del mundo cuando hacen un saque. Encontrarás este principio en el karate, el levantamiento de pesas, el taichi, chi-kung y el yoga, así como en las prácticas taoístas y sufíes. Hoy vas a empezar a incorporarlo en tu práctica respiratoria.

Ya hemos tratado un poco este tema al hablar de la respiración diafragmática, al arquear la columna y girar la pelvis, en cada respiración: la respiración moviendo el cuerpo y el cuerpo moviendo la respiración, cuerpo y respiración moviéndose juntos.

Esta práctica puede ser tan sencilla como abrir las manos al inspirar y cerrarlas al espirar. Puede ser abrir los brazos al inspirar, como si estuvieras dándole la bienvenida a alguien, y luego cerrarlos sobre tu corazón al espirar, o inclinar la cabeza hacia atrás mirando al cielo al inspirar y bajar la barbilla y mirar al suelo al espirar. Otra posibilidad es girar la cintura en una dirección al inspirar y girarla en otra al espirar.

Al inspirar, eleva ambos brazos hacia el cielo como si estuvieras agarrando el aire y luego, al espirar, bájalos de golpe, cerrando los puños. Combinar la respiración con cualquier otro movimiento es tanto una meditación como un ejercicio.

Respira acompasando tus pasos con la respiración. Hay un libro que trata solo de este tema: se titula *Respira vida (Breathwalk)*, de Gurucharan Singh Khalsa y Yogi Bhajan, y está dedicado a esta sencilla pero poderosa práctica.[20]

En realidad, el sencillo acto de levantarte de una silla puedes convertirlo en un ejercicio respiratorio. Empieza inspirando durante uno o dos segundos antes de levantarte, y sigue inspirando hasta que te hayas levantado del todo. Empieza a espirar un momento o dos antes

---

20. Gurucharan Singh Khalsa y Yogi Bhajan, *Breathwalk: Breathing Your Way to a Revitalized Body, Mind, and Spirit*, Broadway Books, Nueva York, 2000. (Versión en castellano: *Respira vida (Breathwalk)*, Alamah, 2002.)

de comenzar a agacharte para sentarte, y termina de espirar cuando te hayas sentado completamente.

Puedes combinar la respiración con las flexiones de brazos, las sentadillas, los abdominales o cualquier movimiento físico repetitivo. Es tu oportunidad para ser creativo. Por ejemplo, si tienes dos tramos de escaleras hasta tu oficina, puedes inspirar subiendo el primer tramo y espirar cuando subes el segundo. O, simplemente, inspirar cuando levantas el pie izquierdo y pisas el escalón, y espirar cuando levantas el derecho y pisas el siguiente escalón.

Hoy sincronizarás tu respiración con tus movimientos. Sé consciente de tu respiración mientras tu cuerpo está en acción. Déjate guiar por tu intuición y tu imaginación. Es una práctica seria, así que ¡diviértete!

Un recordatorio: deja que la respiración sea como la locomotora de un tren. La locomotora se mueve un poco y el primer vagón empieza a moverse lentamente hacia delante; luego le sigue el segundo, y el tercero, y así hasta que se mueve todo el tren. Haz que tu respiración sea la locomotora: ella se mueve primero, y luego, todo tu cuerpo la sigue. En otras palabras, déjate guiar por la respiración.

Día siete: los tres espacios respiratorios y la respiración yóguica completa

Tenemos tres espacios respiratorios: uno inferior, que va desde el perineo hasta el ombligo; un espacio intermedio, que va desde el ombligo hasta la línea de los pezones, y un espacio superior, que abarca desde los pezones hasta las clavículas.

La respiración yóguica completa es como llenar un vaso de agua: se llena de abajo arriba. La respiración yóguica completa llena toda la cavidad respiratoria en cada inspiración y envía una adorable ola de energía a todo el cuerpo, cuando la realizas con suavidad y energía a un mismo tiempo.

Este proceso puede ser aún más beneficioso y agradable si imaginas que te llenas de luz, amor, paz, alegría, fuerza, coraje, claridad y salud. Es decir, no te concentras solo en el aire, sino también en inhalar energía (prana, chi, ki).

Haz este ejercicio sentado en el suelo, en la postura clásica con las piernas cruzadas o sobre una silla, en ambos casos con la columna bien recta, pero relajada. La barbilla deberá estar un poco inclinada hacia abajo y hacia atrás, y la lengua, tocando ligeramente el paladar, en la zona en la que el paladar blando se une con el duro (cerca del bucle energético).

1. Envía la primera parte del aire que inspiras hacia abajo, hasta llegar al perineo; siente cómo se expande tu abdomen.

2. Deja que la respiración ascienda hasta la caja torácica, inspira también hacia la espalda y siente cómo se expande tu tórax de costado a costado.

3. Llena la zona superior de tu tórax. Siente que las clavículas se elevan hacia tu barbilla. (No utilices los hombros o tenses los músculos del cuello al respirar.)

Al principio puedes contar mentalmente: uno..., dos..., tres..., mientras vas llenando el espacio inferior, medio y superior, respectivamente. Con el tiempo, esto se convierte en una larga y suave inspiración sin tres fases diferenciadas.

Recuerda que, aunque estés llenando la zona superior, la inferior sigue llenándose y expandiéndose. (No introduzcas el vientre cuando estés llenando la zona superior.) Siente que al inspirar te estás expandiendo de arriba abajo, de costado a costado, de adelante hacia atrás.

Al espirar, relaja todo el mecanismo respiratorio de golpe, y siente cómo se vacían la zona superior, media e inferior.

Recuerda que esto es una meditación en la respiración y un ejercicio respiratorio.

Día ocho: respiración explosiva

Inspira por la nariz y espira por la boca. Respira pequeñas bocanadas y lo más rápido que puedas. Has de hacer hincapié en la inspiración. Hu Bin, mi maestro de chi-kung, me la enseñó en 1985, cuando fui a Pekín, pero no le dio un nombre específico. Me alegré mucho cuando me enteré de que Vladimir Vasiliev, autor de *Let Every Breath*…, se refiere a la misma como «respiración explosiva».

La respiración explosiva puede ayudarte a recuperarte rápidamente de un doloroso revés o de un *shock* inesperado. También puedes utilizarla cuando has de hacer un breve descanso y necesitas recargar energía mientras realizas el movimiento o ejerces fuerza o resistencia, como en la lucha cuerpo a cuerpo o en el levantamiento de pesas.

La respiración explosiva es una gran forma de «extraer» el dolor o el cansancio de los músculos y expulsarlo del cuerpo. Las respiraciones cortas y rápidas son una manera de relajar el mecanismo respiratorio. Asimismo, te ejercitas en cambiar rápidamente de canal respiratorio: nariz, boca, nariz, boca, nariz, boca.

Puesto que las respiraciones son cortas y rápidas, no puedes mover mucho aire en cada ciclo, pero intenta absorber y liberar el máximo aire posible en cada breve explosión. Observa si generas alguna tensión o realizas algún esfuerzo innecesario. Es importante que sea fácil y eficaz, y economizar esfuerzo.

Empieza ahora: haz inspiraciones cortas y rápidas por la nariz y espira por la boca durante unos minutos. Concéntrate o haz hincapié en la inspiración, la espiración es por acto reflejo. Respira de esta manera lo más rápido que puedas, a un compás suave y estable. Si te quedas atorado, si la respiración se vuelve pesada o caótica, baja la velocidad para hacerla correctamente y vuelve a acelerar poco a poco.

Deberías realizar dos ciclos por segundo, es decir, 120 respiraciones por minuto. Vuelve a tu respiración normal durante aproximadamente un minuto, e inicia otra ronda de respiración explosiva.

No pasa nada por que hagas un par de respiraciones lentas y profundas de vez en cuando, cuando practicas esta respiración rápida. Es cuestión de práctica. Ten paciencia contigo mismo, pero sé perseverante.

Día nueve: la respiración de la caja

La respiración de la caja también recibe el nombre de «respiración cuadrada», e incluye retención del aliento con la inspiración y la espiración. Refuerza nuestro enfoque mental y nuestro poder de concentración. Es una práctica de mindfulness. También equilibra nuestra energía y nuestro sistema nervioso.

Inspira contando hasta cuatro, retén el aliento contando cuatro, espira contando cuatro y retén a pulmón vacío contando cuatro más. No te pongas tenso o bloquees tu respiración durante las retenciones. Éstas son más bien como una «pausa abierta».

Si mides tu conteo por segundos, esto implica que estás respirando a un ritmo de menos de cuatro respiraciones por minuto. Pero no es necesario que midas tus respiraciones con el reloj. Basta con que equilibres las cuatro fases (inspirar, retener, espirar, retener) haciendo que sean todas de la misma duración.

Es un gran ejercicio respiratorio que puedes realizar en cualquier momento en que necesites estar energéticamente equilibrado o en un estado neutral. Es una buena preparación para un acontecimiento estresante o una actividad compleja. No es apta para tareas complejas. Introduce este ejercicio en tu rutina de hoy, y practícalo cuando estés haciendo cola en el banco, en un atasco de tráfico o en cualquier momento que sientas que has de tocar de pies al suelo y estar concentrado, alerta y relajado.

Día diez: la respiración paradójica o inversa

Hoy, practicaremos un poderoso y saludable ejercicio respiratorio medicinal chino, denominado «respiración inversa» o «respiración paradójica». Este tipo de respiración también se practica en muchas tradiciones del yoga.

Como recordarás, normalmente, cuando inspiramos, el diafragma se «mueve» hacia abajo, haciendo que sobresalga el abdomen, y cuando espiramos, el diafragma se «eleva» y el abdomen se hunde en dirección a la columna.

Con la respiración inversa, invertimos este movimiento natural, introduciendo deliberadamente el abdomen al inspirar, y sacando el abdomen al espirar (de ahí, el nombre de «inversa» o «paradójica»).

Esta forma de respirar crea fuertes presiones intraabdominales que, además de tonificar el diafragma y reforzar los músculos abdominales, ayudan a mejorar los problemas digestivos e intestinales, así como los trastornos ginecológicos. También se utiliza en el chi-kung para «almacenar» el chi en la fascia, y se utiliza en las meditaciones tántricas para elevar la kundalini o hacer ascender la energía sexual hasta el corazón. (Kundalini es otro de los nombres que recibe la energía fuerza vital.)

A veces, este patrón de hundir el abdomen al llenar de aire el pecho puede convertirse en crónico. Esto genera un estrés constante, debilita el diafragma, crea desequilibrios y un desgaste innecesario de nuestro sistema. Para las personas que han adoptado inconscientemente esta forma de respirar tan poco saludable, aprender a controlarla de manera consciente, a través de este ejercicio, es la mejor forma de romper este hábito y de restaurar el equilibrio interno y la respiración natural.

La respiración inversa o paradójica se puede hacer de pie o sentado. Está bien probar en diferentes posturas o posiciones.

Empieza espirando. Al espirar y vaciar los pulmones, expulsa el aire, bien por la boca, con los labios como si estuvieras soplando por una cañita o emitiendo el sonido *chsss*, o por la nariz. Saca intencionadamente el vientre al hacer esto.

Al inspirar introduce el vientre, succiona el ombligo en dirección a la columna y eleva el perineo, como si estuvieras intentando levantar todos tus órganos abdominales hasta las costillas, como si fueras a introducirlos en tu caja torácica.

Dedícale un tiempo a este ejercicio. Concéntrate. Realiza esfuerzo muscular moderado para sacar el vientre hacia fuera durante la espiración y succionarlo durante la inspiración, pero no te pases haciendo esfuerzo.

Después de ocho o diez rondas o varios minutos de práctica, descansa y permite que tu respiración fluya de forma natural, que sea espontánea, o practica la respiración diafragmática natural entre rondas.

Día once: la respiración alterna

Éste es un ejercicio clásico de respiración consciente, y es una práctica básica del pranayama tradicional o ciencia yóguica de la respiración. La práctica de la respiración alterna tiene un efecto extraordinariamente positivo sobre nuestra salud mental, emocional y física. De hecho, es un ejercicio perfecto para controlar los pensamientos de dispersión, los diálogos interiores inútiles y la mente descontrolada.

La predominancia del orificio derecho o izquierdo está relacionada con la actividad de los hemisferios cerebrales izquierdo y derecho y, según se creía en la antigüedad, también con el sol, la luna y los ciclos planetarios. Normalmente, el orificio izquierdo estimula el hemisferio derecho y está relacionado con las actividades lunares, femeninas, de eliminación, relajación, enfriamiento, tranquilidad, visuales, musicales y emocionales. El orificio derecho estimula el hemisferio izquierdo y se relaciona con las actividades solares, masculinas, energizantes, de calentamiento, verbales y racionales.

El ejercicio de pranayama básico se realiza utilizando el pulgar y anular de la mano derecha para alternar el cierre de sendos orificios. La mayoría de las personas apoyan suavemente los dedos índice y corazón sobre su entrecejo (sobre el «tercer ojo»).

Cuando practicamos la respiración alterna, empezamos espirando. Se trata de vaciar los pulmones y de limpiar el canal antes de inspirar aire fresco.

Tapa el orifico derecho con el pulgar derecho y espira e inspira por el izquierdo. Luego, cambia: tapa el orificio izquierdo con el dedo anular de tu mano derecha y espira e inspira por el derecho. Tapa el orificio derecho con el pulgar y espira e inspira por el orificio izquierdo, y luego cambia. Tapa el orificio izquierdo con el dedo anular y espira e inspira a través del orificio derecho.

Practica la respiración alterna de este modo de diez a veinte minutos por la mañana y por la noche, y hazla unas diez veces al día durante dos o más minutos cada vez. Puedes respirar al ritmo o compás que te resulte cómodo. Puedes usar los latidos de tu corazón para acompasar la respiración. Un ritmo lento siempre es preferible.

También puedes incorporar la respiración de la caja en la respiración alterna: espira en 4 tiempos, retén 4, inspira en 4 y retén 4. Otro ritmo yóguico clásico para el prana es espirar en 4 tiempos, retener 2, inspirar en 4 y retener 2.

Día doce: la respiración y las cuatro dimensiones de la percepción

Hoy vamos a unir mente y respiración de una forma creativa. Existen cuatro dimensiones de percepción, es decir, puede ser interna o externa, y puede ser estrecha o amplia.

Puedes concentrar tu percepción en una parte de tu cuerpo o puedes hacerlo en cada célula del mismo. Puedes concentrarte en un solo objeto externo de tu entorno o puedes expandir tu percepción e incluir todo lo que te rodea.

Hoy vamos a aprovecharnos de la sabiduría de un antiguo proverbio chino: «La energía fluye allá donde vaya la atención». Hoy practicaremos enviar conscientemente la energía-respiración hacia estas cuatro dimensiones. Utiliza la imaginación, la visualización. Emplea la intención deliberada para dirigir tu respiración hacia estas cuatro dimensiones.

Empieza concentrándote en un punto que se encuentra a unos cinco centímetros por debajo del ombligo y en el centro de tu cuerpo. Es el punto *dan tien* o *hara*, es nuestro centro de gravedad. Respira por ese punto. Envía unas cuantas respiraciones a ese punto durante unos minutos. Puedes concentrarte en una articulación, un órgano o alguna zona que necesite sanación o fortalecimiento.

Al cabo de un rato, cambia de dimensiones. Concentra tu percepción en tu entorno o deja que tu percepción se centre en todo tu cuerpo, desde la cabeza a los pies. Envía tu respiración a cada célula de tu cuerpo. Al cabo de un rato, concéntrate en algún punto u objeto externo específico: una flor, un árbol, la manecilla del segundero de un reloj o algún sonido lejano. Envía tu percepción y la energía de tu respiración como si fuera un láser. Puedes combinar dimensiones: concéntrate en todo tu cuerpo mientras observas o escuchas algo o a alguien. Esto es bastante útil cuando quieres descubrir tus reacciones internas a las palabras o a las acciones de otra persona. Pruébalo cuando estés viendo las noticias en la televisión. Cuando veas el programa, observa los sentimientos en tu cuerpo.

Hay una anécdota sobre Galileo: se dice que un día, cuando tenía catorce años, estaba en la iglesia y empezó a concentrarse en una lámpara de araña que se movía con el viento (percepción estrecha externa). Y se le ocurrió hacer algo que harían muy pocas personas: empezó a contar los latidos de su corazón (percepción estrecha interna). Con este experimento descubrió la ley matemática de la física que controla el péndulo: un legado del poder de la combinación de las dimensiones de la percepción.

¿Quién o qué controla o dirige tu atención y tu energía? ¿El miedo? ¿El dolor? ¿Los hábitos? ¿Otras personas? ¿Los publicistas? ¿Impulsos varios y deseos apremiantes aleatorios? Utilizar la respiración para recopilar y concentrar tu energía y percepción es una habilidad que tiene inmensos beneficios.

Día trece: combinar el pensamiento con la respiración

Elige una palabra o frase, una afirmación o un decreto que tenga poder y empieza a repetirlo en silencio en cada respiración, literalmente, como si absorbieras con la respiración esas palabras en tu ser.

¿Hay alguna cualidad o talento que te gustaría encarnar? ¿Hay algo que debas recordar o que quieras recordarte a ti mismo? Quizá tienes un decreto de poder o te has comprometido a cambiar algún diálogo interior limitador o negativo. Utiliza la respiración para grabar en tu cuerpo y mente un pensamiento, una afirmación o una declaración positivo o liberador.

Junto con las palabras o frases que usas, los sentimientos asociados a las mismas, o creados por ellas, son igualmente importantes. Si sigues un pensamiento, éste te llevará a un sentimiento, y si sigues un sentimiento, éste te llevará a un pensamiento. En esta práctica combinas pensamiento y respiración para generar sentimientos poderosos y bellos.

Quizá recuerdes las palabras que dijo Ram Dass aquel día: «El poder de Dios está dentro de mí; la gracia de Dios está por todas partes». Quizá prefieras la afirmación clásica: «Cada día mejoro de todas las maneras posibles». Una de las afirmaciones más poderosas que me han dado es la de «¡Siempre soy y siempre libre!» Respira con ella durante un rato. Enfatiza una a una las palabras de la afirmación, en cada respiración. Inspira cada palabra, para que penetren a través de tu subconsciente, hasta el centro de tu ser.

También puedes elegir una de las afirmaciones arquetípicas de Binnie Dansby que hemos visto en el capítulo 3, como «Soy el hijo o la hija inocente de un universo amable», o la favorita del comandante de los SEAL Mark Divine: «¡Tener buen aspecto, sentirse bien, esto es Hollywood!»

¿Qué es lo que valoras? ¿La libertad? ¿El valor? ¿La compasión? ¿La paz? ¿La claridad? ¿La armonía? ¿La salud? ¿El amor? ¿La tenacidad? ¿La paciencia? Crea un decreto, una afirmación o una declaración de poder y pon a trabajar la fuerza de la respiración para convertirla en una experiencia poderosa y real.

Las palabras sinceras y sentidas, respaldadas por el poder de la respiración, pueden transformar tu mente y tu vida. Hoy es un gran día para estar vivo, ¡un gran día para respirar una nueva vida en tu mente y en tu cuerpo!

Día catorce: relación energética y conectar a través de la respiración

Hoy te invito a que uses tu respiración para expresar cómo te sientes y para conectar con las personas que amas y sirves. La respiración es conducta. De la misma manera que puedes dar y recibir información con tu postura, tu expresión facial y tu tono de voz, también puedes expresarte a través de la respiración y sentir a los demás a través de la misma.

La mayor parte de la energía que se transmite a través de la respiración esquiva a la mente consciente y va directamente a la parte más primitiva de nuestro cerebro, a nuestra intuición, a nuestro corazón y a nuestra alma.

Si quieres poner nervioso o de punta a alguien, ¡empieza a respirar como si fueras a explotar o a arremeter contra esa persona! Si lo que deseas es enviar una señal sutil de seguridad, inspira profunda y suavemente, y espira con un suspiro relajante y cordial, por la nariz. Siéntete cómodo con la respiración y los demás también se sentirán más cómodos y relajados en tu presencia.

Muchas expresiones sonoras como «Aaaah», «Ooooh», «Uau» y «Hummm» se pueden enfatizar conscientemente acoplando la respiración a estas expresiones e interjecciones. Acoplarte a la respiración de otra persona puede ayudarte a conectar más con ella o a relacionarte mejor, del mismo modo que también ayuda imitar la postura o los modales de alguien.

Inspirar consciente y profundamente mientras estás afirmando con la cabeza, por ejemplo, te hará sentir más la energía que hay detrás de las palabras de la otra persona, y ésta, a su vez, se sentirá más escuchada y entendida.

Puedes usar la respiración para indicar que ya ha concluido una interacción; eso hará que todos los implicados sientan que lo que se acaba de comunicar externamente ha sido plenamente integrado, se ha llegado a un común acuerdo y ha sido aceptado internamente. Observarás que esto suele suceder de manera espontánea e inconsciente, por ejemplo, al final de una reunión, momentos antes de que todos los asistentes apaguen sus ordenadores y se preparen para levantarse o hacer otras tareas.

Nos comunicamos a través de la respiración, seamos o no conscientes de ello. Hoy vas a trabajar ser más consciente de esas respuestas respiratorias naturales y a utilizarlas, intencionada y creativamente, en los momentos clave y en tus interacciones sociales.

Tenemos un cerebro primitivo, el cerebro reptiliano, que está diseñado para responder a las señales respiratorias simples, y si eres una persona que se dedica a ayudar a los demás, un sanador u ocupas un puesto de liderazgo, puedes respirar creativamente de manera que te infunda poder a ti y a los demás.

Cuando estás haciendo una presentación, las pausas elocuentes pueden tener mucha fuerza, e incluso más, si están impregnadas de una respiración consciente o una pausa respiratoria obvia e intencionada. Además, a veces hay algunas cosas que es mejor omitir, así que hoy va a ser el día en que sustituirás expresiones verbales que contribuirían a calentar, aumentar o exacerbar una situación por respiraciones conscientes, silenciosas y cordiales.

Elige una emoción, un estado mental o una cualidad para tu sesión de hoy que desees comunicar e inventa una respiración para expresarla. Imagina que eres un actor que interpreta a Shakespeare y que en tu papel has de transmitir un sentimiento o un mensaje sin usar palabras, solo con la respiración.

Te mereces desarrollar un extenso repertorio de respuestas respiratorias saludables que te ayuden a integrar, liberar y sentir cosas realmente. Hoy vas a crear respuestas de respiración consciente por diversión, para conseguir un mayor efecto o para profundizar en tu conexión o relación contigo mismo y con los demás. Hoy has de ser muy creativo con tu respiración y utilizarla para profundizar en tu conexión con otras personas.

Día quince: recargar el corazón

Hoy iremos a la esencia misma de la respiración espiritual, pero primero quisiera aclarar que ésta nada tiene que ver con ninguna creencia religiosa. Muchas personas religiosas viven de una manera que dista mucho de ser espiritual, y muchas personas genuinamente espirituales no pertenecen a ninguna religión.

Hoy vamos a usar la respiración para conectar con nuestro corazón, para abrirlo, para estar en él y respirar desde el mismo.

Siempre asociamos un montón de ideas románticas al corazón. Pensamos que lo hemos de proteger, que es frágil o que se «rompe» fácilmente, cuando, en realidad, es la parte más fuerte de nuestro ser. Al hablar del corazón no solo nos estamos refiriendo al órgano físico que bombea y hace circular la sangre por todo el cuerpo, sino a mucho más. Cuando hablamos del «corazón» nos podemos referir tanto al espíritu del guerrero como al amor y la compasión naturales.

El corazón físico genera un campo electromagnético muy grande. Su campo eléctrico es unas sesenta veces más grande que el del cerebro, y el magnético, unas cinco mil veces más fuerte. El campo electromagnético se puede medir desde varios metros de distancia.

A través del corazón podemos conectarnos con nosotros mismos y con los demás de maneras que sobrepasan la razón y el entendimiento. Podemos conectar con algo más grande que nosotros mismos, que trasciende lo que el cuerpo puede sentir y la mente reconocer por experiencia propia.

La conciencia no es una función cerebral, es una combinación de inteligencia corporal y mental. Parece ser que el corazón es un mediador entre ambos y un canal perfecto para esta información e inteligencia. Alguien dijo una vez que éste es el viaje más largo que hemos de hacer en nuestra vida, recorrer los treinta centímetros que separan nuestra cabeza de nuestro corazón. ¡Vamos a dedicar el día de hoy a hacer este viaje! La práctica es sencilla: sal de tu cabeza y entra en tu corazón. Puedes poner las manos sobre tu corazón mientras respiras por esta zona.

Intensifica esta práctica generando sentimientos propios del corazón, como el amor, la compasión o la gratitud. La gratitud puede que sea la emoción más curativa y con la frecuencia más elevada y que existe. Piensa en algo que despierte tu agradecimiento o que te genere ese sentimiento sin razón aparente alguna. Siente ese sentimiento mientras respiras conscientemente por tu corazón.

Bastante sencillo, ¿no te parece? Pero ¡extraordinariamente poderoso! Empieza realizando diez minutos de esta práctica por la mañana. Haz diez pausas a lo largo del día para respirar con gratitud durante dos minutos, y luego, antes de acostarte, otros diez minutos de respirar con agradecimiento.

Inspira más lenta, larga y profundamente que de costumbre, como si estuvieras utilizando la respiración para crear espacio en tu interior, creando una sensación de amplitud. También puedes añadir una visualización a esta meditación: imagina que tu corazón es una flor que se abre. Esta práctica de proyectar amor no es solo palabrería sensiblera y *hippie* de la Nueva Era. Los soldados la utilizan en el campo de batalla para estar más abiertos a la información intuitiva.

Ser consciente del espacio del corazón y respirar a través del mismo, evocando intencionadamente sentimientos de amor, compasión, aprecio y gratitud, es una práctica espiritual tremendamente poderosa. No solo te ayuda a superar los momentos difíciles, sino que descubrirás que tu presencia afecta a otras personas de una manera muy tangible y positiva.

Ser consciente es ser espiritual, ser espiritual es ser consciente. Cuando incorporas conciencia amorosa a todas las cosas, éstas se transforman en una experiencia espiritual. Respirar por el corazón es una actividad y una experiencia espiritual. En infinidad de ocasiones, personas que estaban en contra de la religión me han dicho que respirando conscientemente a través del corazón han tenido sus primeras experiencias espirituales genuinas.

Día dieciséis: la respiración tántrica

El tantra es un antiguo camino hacia el despertar y la purificación espiritual, la autorrealización y la liberación final.

Existen muchos tabúes respecto a la sexualidad; sin embargo, si no fuera porque las personas se entregan a ella (e incluso la celebran), ninguno de nosotros estaríamos aquí. La energía sexual es la energía vital, la energía creativa, la energía curativa y la energía respiratoria. Si inhibes o reprimes algunas de ellas estás inhibiendo o reprimiendo al resto, no es posible bloquear una sin bloquear al resto. Un gran maestro espiritual dijo una vez: «El sexo es tan importante como el *samadhi*. El primer peldaño de la escalera es tan importante como el último».

Aquí tienes varios ejercicios con lo que vas a jugar hoy:

Imagina sensualmente que al inspirar atraes energía desde tus pies hasta la parte superior de tu cabeza y luego, al espirar, la reenvías desde la cabeza hasta los pies. Sigue haciendo barridos energéticos desde los pies a la cabeza y viceversa, combinándolos con la inspiración y la espiración respectivamente. Cuando ya tengas dominada la técnica, expándete más allá de tu cuerpo y, al inspirar, atrae energía del centro de la tierra, elevándola hasta el cielo; al espirar, atrae la energía del cielo y hazla descender a través de tu cuerpo hasta el centro de la tierra.

Otra meditación es la de imaginar que, al espirar, te vacías por completo en todas las cosas y seres del cosmos, y que al inspirar te llenas de todas las cosas y seres del universo: vaciarte y llenarte por completo, sin retener nada y sin excluir nada.

Prueba esto: crea una rueda de energía entre tu zona genital y tu corazón, y haz circular la energía con tu respiración. Eleva la energía desde tu centro sexual hasta tu corazón, y hazla regresar desde tu corazón hasta tu zona genital.

Introduce esta práctica en tu protocolo de entrenamiento para el día de hoy. No necesitas una pareja para practicar tantra; la vida, la naturaleza, el universo o tu propio ser pueden ser tu amado o amada. (Además, ¡hacer diez pausas de dos minutos con tu pareja podría sorprender a más de uno!) Puedes hacer estas meditaciones sentado en tu mesa de trabajo o en el metro. No te extrañe que la gente note en ti algo maravilloso, especial o brillante.

Si tienes pareja, concédete bastante tiempo para hacer esto:

Ponte mirando a tu pareja, ya sea estirados o sentados en una silla. Simplemente, miraos a los ojos e imaginad que la energía circula a través de vosotros.

Uno inspira la energía del amor a través de su zona genital y la espira a través del corazón. El otro inspira la energía del amor a través del corazón y la espira a través de la zona genital. Inspira al mismo tiempo que tu pareja: cuando tú inspiras, tu pareja espira, cuando ella inspira, tú espiras. Bienvenido al mundo de la sexualidad sagrada, al mundo del tantra.

Día diecisiete: la respiración de-reflexiva

La respiración de-reflexiva o *kriya yoga* de Krishna es un ejercicio de respiración espiritual y de meditación muy antiguo y hermoso. Hasta muy recientemente, solo se había transmitido al estricto modo tradicional y solo la recibían los discípulos más aventajados y devotos. Pero hace algunos años llegó a todo el mundo a través de Internet.

Éste es el método básico: mientras inspiras físicamente, espiras mentalmente, y mientras espiras físicamente, inspiras mentalmente. Imagina que al espirar la luz entra en ti, y que al inspirar la luz sale de ti: el aire y la luz recorren el mismo camino al mismo tiempo, pero en direcciones opuestas.

La meta o la finalidad de esta práctica es reprogramar o deconcicionar un programa primario hereditario conocido como «identificación con el cuerpo».

Voy a explicarlo brevemente: cuando un perro olfatea, con la entrada del aire se produce una entrada de información. Cuando el perro ladra, con la salida del aire se produce una salida de información. La conciencia del perro está sujeta a su olfato.

Del mismo modo, desde el día de mi nacimiento, cuando inspiro tengo la experiencia de que el aire entra en «mí», y cuando espiro experimento que éste sale de mí. Mi conciencia está ligada a la respiración, por un reflejo de supervivencia hereditario. Este sentido del «mí» se conoce como «identificación con el cuerpo», a pesar de que sabemos que no somos el cuerpo.

Puede que tengamos una concepción filosófica o intelectual de esta verdad (de que somos algo más, alguien más, de que estamos más allá, de que tenemos una naturaleza o esencia espiritual que es superior al cuerpo); sin embargo, vivimos como si fuéramos el cuerpo.

Todo lo que existe en el universo tiene conciencia, y cuando nos obsesionamos en exceso con nuestra conciencia individual separada estamos en desarmonía con el resto del universo, y en cierto modo, nos desconectamos del resto de la existencia. La iluminación o liberación espiritual significa que elegimos expandir nuestra conciencia más allá de esta identificación refleja con el cuerpo, y adoptar una percepción expandida sobre nosotros mismos como algo más. Nos identificamos con un yo superior, al que también nos referimos como nuestra verdadera naturaleza.

Cuando somos pequeños y estamos creciendo y aprendiendo sobre el mundo, necesitamos un sentido de yo individual para proteger nuestro cuerpo. Tuvimos que aprender la diferencia entre «mi cuerpo/mí» y todo lo demás del universo físico. Si viviéramos en la conciencia de unidad, sintiéndonos uno con todo y con todos los seres, ¡nos aplastaría un camión! Este reflejo primario nos da un sentido de individualidad, que está bien como programa de supervivencia o resulta conveniente como instrumento social. No es necesario destruirlo o negarlo. Pero necesitamos suavizarlo y despertar a una visión más amplia de nosotros mismos. Las guerras y la violencia, la escasez y la carencia, son extensiones o proyecciones de esta creencia heredada en la separación: «¡Nosotros o ellos!»

La respiración normal mantiene vivo y activo este reflejo heredado, mientras que la respiración de-reflexiva está para neutralizarlo. Ésta última nos libera del programa de supervivencia que sigue vigente aunque sea anacrónico. Ha llegado la hora de entender realmente que estar en contra de alguien o algo es estar en contra de nosotros mismos o de una parte de nosotros.

No te preocupes, no te olvidarás de protegerte si ves venir que una piedra te va a dar en la cabeza. No perderás tu habilidad para sobrevivir en el mundo físico. En realidad, cuando encarnas tu ser superior estás más seguro y a salvo que nunca.

Prueba esta meditación ahora: al inspirar, imagina que la luz sale de ti. Al espirar, imagina que la luz entra en ti. Estás inspirando mentalmente mientras espiras físicamente, y espiras mentalmente mientras inspiras mentalmente.

Cuando inspiras puede ayudarte pensar «fuera, fuera, fuera», y cuando espiras puede ayudarte pensar «dentro, dentro, dentro». También puedes usar las manos para representar la luz, llevarte las manos a la cara al espirar y alejarlas de la misma al inspirar.

Espero que lo hayas entendido. Puede parecer complicado, pero, en realidad, es bastante sencillo. Lee esto varias veces y practica mientras lo lees.

Día dieciocho: la respiración zen

Uno de los principios básicos del zen es el de la «mente del principiante». Es la habilidad de ver las cosas tal como son, en el momento presente, sin realizar ninguna proyección mental o de tu pasado en esa realidad. La respiración consciente es la manera perfecta de situarte en la realidad del momento presente.

El arquero siempre ha sido un símbolo del zen, así que utilizaremos el arte del tiro al blanco como metáfora para nuestra práctica de hoy. Como verás, aplicaremos la misma dinámica para la respiración que si estuviéramos haciendo tiro al arco. El tiro al arco y el trabajo de respiración implican combinar fuerzas físicas muy poderosas y un alto nivel de concentración mental.

Cuando el arquero tensa la cuerda del arco, corresponde a la inspiración. Cuando la suelta, se corresponde a la espiración. Se produce un momento muy especial en que la concentración mental y el poder físico están unidos: la diana está claramente a la vista y todo está perfectamente alineado. En ese momento, lo único que has de hacer es soltar y dejar que vuele la flecha.

La flecha es tu intención. Crea una intención genuina al inspirar y al espirar, libera tu intención junto con el aire. En esta práctica tú eres el arquero, el arco, la flecha y la diana.

Al inspirar, los músculos implicados en la respiración se ensanchan y se fortalecen físicamente. Cuando generas una intención, estás creando fuerza mental. Cuando los pulmones están llenos, lo único que puedes hacer es soltar el aire. El aire sale por sí solo. No necesitas empujarlo, ni forzarlo, ni soplar: solo dejar ir.

Hoy nos centraremos en este reflejo respiratorio natural para que trabaje a tu favor. Cuando ha terminado la inspiración no tienes que soplar, empujar o forzar la salida del aire. Lo único que has de hacer es soltar y relajarte, y la espiración se producirá por sí sola.

¿Tienes alguna meta o resultado que desees lograr o que se manifieste en el mundo real? Concéntrate en tu intención al inspirar y después, simplemente, dejar ir, relájate y permite que el poder del acto reflejo de la espiración ponga en marcha esa intención en tu nombre. Quizá tengas un deseo o una oración, quizá deseas ayudar a alguien que está en otra parte con tu intención amorosa. Utiliza tu respiración con este fin.

Inspira y crea una intención sincera; espira y libera esa intención al mundo y a tu vida. Permite que el poder natural de la respiración respalde tu intención. Cada vez que inspires, vuelve a generar la intención como si fuera la primera vez. Cada vez que espires, relájate y deja ir la intención como si fuera la primera vez.

De esta manera, cada respiración puede ser como una oración y una bendición. Tus flechas pueden ser las cosas que has de liberar. Pueden ser los pensamientos y las emociones negativos. Pueden ser las flechas de algún trauma del pasado, un miedo, una duda, un resentimiento, o cualquier cosa que ya no necesites o no quieras seguir reteniendo. Tus flechas también pueden ser positivas; pueden ser flechas de amor, paz y alegría.

Esto me recuerda la oración de san Francisco: «Señor, que yo sea un instrumento de tu paz. Donde haya odio, permíteme sembrar amor; donde haya una herida, el perdón; donde haya duda, la fe; donde haya desesperación, la esperanza; donde haya oscuridad, la luz, donde haya tristeza, la alegría».[21]

Día diecinueve: la respiración de la fuente

Imagina que estás sentado o de pie junto a un estanque de agua o de luz. Inspirando, absorbe esa luz líquida a través de tu cuerpo hasta llegar a la parte superior de tu cabeza; espira y libera la respiración desde la coronilla, dejando que esa ducha de luz descienda a través de ti como si fuera una fuente, regresando al estanque.

Sigue haciendo circular la energía de este modo en cada respiración. También puedes dejar que la energía descienda por tus brazos y salga por tus dedos.

Permite que esa energía limpie, purifique y dé brillo a tu ser, deja que salga de ti libremente entregándola al mundo.

También puedes imaginar que tu cuerpo es como una flor o un árbol: la respiración asciende a través del tallo o del tronco y explota en la cabeza, florece al final de cada rama, liberando una fragancia divina y gloriosa.

También puedes simplificar: una fuente de respiración ascendiendo por tu cuerpo y brotando desde tu cabeza, rociando energía a tu alrededor, una y otra vez.

Si incluyes un sentimiento de amor y gratitud, generando sentimientos de paz y compasión o visualizando tu color de luz favorito, harás que esta meditación respiratoria tenga más vida.

---

21. La oración de san Francisco. «Catholic Online.» Consultado el 21 de agosto de 2016. www.catholic.org/prayers/prayer.php?p=134.

Día veinte: la respiración energética sutil relajada

Esta práctica trabaja con la respiración de una manera casi imperceptible, así que desde afuera no parece que estés respirando, pero la
experiencia interior es inmensa y rica. Estás respirando energía pura,
y el aire entra y sale de una manera muy sutil. Te has de concentrar en
el silencio, la quietud y la amplitud y en la respiración sutil. La mayoría de las personas pueden estar sentadas sin moverse y en silencio,
al menos aparentemente. Pero muchas veces son como patos: fríos y
tranquilos por fuera, pero no paran de mover las patas bajo el agua.
Hoy vamos a crear quietud y paz interior, y una profunda y silenciosa amplitud, mientras respiras de la manera más sutil e imperceptible
posible.

Ponte una mano debajo de la nariz; apenas notarás el movimiento
del aire entrando y saliendo de tu cuerpo. Para realizar esta práctica has
de estar muy relajado, en silencio y quieto, has de disponer de tiempo
o de energía. Puede que sientas que tu respiración está suspendida en
algún lugar neutral; sin embargo, notas que mueves o «respiras» conscientemente la energía entrando y saliendo de tu cuerpo.

De hecho, apenas *respiras*. Aquí te has de centrar en una quietud
profunda. Al mismo tiempo, crearás una sensación de amplitud abierta que está dentro y fuera de ti. Tu enfoque está puesto en respirar
energía sutil, sin tener conciencia de limitaciones o fronteras. En realidad, esta energía está dentro y fuera de todas las cosas y de todos los
seres vivos. No es personal, es universal, y tú la mueves y diriges conscientemente.

Día veintiuno: Rebirthing Breathwork

He reservado la que considero la mejor práctica para el final. Ésta es
sin duda alguna una de las prácticas respiratorias más poderosas que
existen actualmente en el planeta. El patrón es bastante sencillo: inspi-

ración activa y espiración pasiva, sin pausas ni vacíos entre medio. Respiras con un ritmo circular, conectado y continuo. Respira por el corazón y recuerda que no estás respirando solo aire, estás respirando energía. Ésta es la síntesis del Rebirthing Breathwork.

Atrae conscientemente la inspiración de manera activa pero con suavidad, y a continuación suelta el aire sin hacer la más mínima pausa. Espira aflojando de golpe, libera la espiración; hazlo rápido y a fondo, no soples, no fuerces. No controles la espiración. En cuanto ésta haya finalizado comienza con la siguiente inspiración, sin hacer pausa.

Una forma de experimentar esta práctica es la siguiente: alarga la inspiración y sigue haciéndolo, creando activamente un estiramiento o un alargamiento de la inspiración. Luego, deja de inspirar, la espiración surgirá por sí sola. La inspiración la «haces», la espiración no la «haces». Es un acto reflejo, sucede por sí sola cuando dejas de inspirar intencionadamente. Ya vimos esto el día cinco. Lo llamamos «enlazar la espiración».

La técnica respiratoria de Rebirthing Breathwork conlleva una respiración continua. La inspiración conecta directamente con la espiración, y esta última se funde con la siguiente inspiración; la inspiración se convierte en la espiración, y la espiración se fusiona con la siguiente inspiración.

Inspiración activa, espiración pasiva. Estira conscientemente la inspiración y expande, libera el aire deliberadamente, relaja y deja ir. Inspira y espira a través del mismo canal, es decir, por la nariz o por la boca, pero no inspires por la nariz y espires por la boca.

En una escala del diez al cero, si diez es lleno y cero vacío, has de llegar a ocho y a tres con cada inspiración y cada espiración. Recuerda que no estás respirando solo aire, sino también energía.

Has de hacer que el aire llegue a la parte superior de tu pecho y sentir que esos espacios se expanden y se relajan. Esto no significa que bloquees la respiración y que no llegue al abdomen. Relaja el abdomen y eso sucederá espontáneamente. Solo tienes que concentrarte en respirar por el pecho, a través del espacio del corazón. Siente que ensanchas y liberas, expandes y relajas.

La respiración ha de ser activa y lo suficiente completa como para desencadenar una experiencia energética, y tendrás que estar completamente relajado en cada espiración. Procura relajarte incluso inspirando activamente y con fuerza, es decir, no hagas ningún esfuerzo innecesario o crees tensión al inspirar. Es una habilidad: inspiración completa y poderosa, pero suave y relajada.

A los pocos minutos deberías empezar a tener sensaciones energéticas: zumbidos, cosquilleos, vibraciones, sensaciones eléctricas. Ábrete a ellas. Respira y relájate en ellas. Recuerda que todos los sentimientos que hay almacenados en tu cuerpo son seguros. Tus sentimientos no pueden hacerte daño. Estás a salvo sintiendo tu propia energía.

Si la energía se vuelve demasiado intensa, afloja la respiración, pero no pares. Mantén girando la rueda de la respiración: inspiración activa, espiración pasiva. Haz la respiración más suave, tranquila, no tan profunda o completa, pero sigue respirando a un ritmo ininterrumpido para que la energía se siga moviendo y fluyendo hasta que todo se limpie, se libere, se integre o desaparezca por sí solo.

Durante este proceso aparecerán y desaparecerán sensaciones físicas, así como pensamientos, imágenes, recuerdos y emociones. En realidad, las emociones pueden ser muy profundas y aparentemente interminables. La gente suele experimentar patrones de la infancia o revive y libera traumas de esa etapa. Se trata de respirar y relajarse dentro, a través y al otro extremo de cualquier cosa que pueda surgir en tu conciencia. Confía en tu proceso. No surgirá nada que te impida respirar a través de ello.

Deja que suceda todo lo que tenga que suceder en tu cuerpo. Da la bienvenida a cualquier cosa que venga. Presta tu atención y deja espacio a todo lo que suceda y no intentes controlar o manipular nada.

Permanece concentrado en hacer que la respiración se siga moviendo y relajando en cada espiración.

* * *

El Rebirthing Breathwork es una técnica avanzada que, como he dicho antes, es mejor practicarla con un buen guía o *coach*. Puede que desencadenes un proceso que durará una hora o más, ¡así que prepárate! Se puede empezar por dominar la técnica denominada «veinte respiraciones conectadas». La creó Leonard D. Orr, el fundador de Rebirthing Breathwork.

Haz la respiración consciente conectada tal como he descrito: inspiración activa y espiración pasiva, sin pausas entre las respiraciones. Pero haz una serie de veinte respiraciones para empezar, y cada cinco respiraciones, haz una gran respiración de limpieza. Es decir, haz cuatro respiraciones conectadas, rápidas y breves y una larga y profunda; haz cuatro respiraciones conectadas, rápidas y breves y una larga y profunda, cuatro cortas y una larga; cuatro cortas y una larga: veinte respiraciones en total, todas ellas conectadas.

Haz ahora una serie de veinte respiraciones conectadas. Antes de empezar, siente tu energía. Practica la conciencia interna. Haz una serie de veinte respiraciones conectadas y vuelve a observar tu estado interno. Observa cómo te sientes antes y después del ejercicio. Puedes hacer varias series de respiraciones conectadas, o puedes dejar que la práctica cambie desde el principio. Por ejemplo, haces de diez a quince respiraciones conectadas cortas y, luego, dos o tres respiraciones de limpieza largas y profundas; luego, otra tanda de diez a quince respiraciones enlazadas y otras dos o tres inspiraciones expansivas, largas y profundas acompañadas de suspiros relajantes. El Rebirthing Breathwork también recibe el nombre de «respiración energética intuitiva», así que sigue tu intuición.

Experimenta con la velocidad, el volumen y la intensidad. Recuerda las reglas: inspiración activa, espiración pasiva, sin pausas ni vacíos entre respiraciones. Inspiración y espiración se funden en un ritmo respiratorio conectado, circular y continuo. Inspira y espira por la nariz o por la boca, pero no inspires por la nariz y espires por la boca.

¿Lo has entendido? ¡A por ello! Despierta tu cuerpo eléctrico. Activa tu cuerpo energético y deja que su energía haga su trabajo en y dentro de ti. Esta respiración puede conducirnos a una experiencia transformadora profunda. Confía en la vida. Confía en la energía. Confía en tu proceso. Confía en tu cuerpo. Observa y acepta todo lo que vaya surgiendo con tu respiración. Si sientes la necesidad de parar, no pares, solo adapta la respiración; respira más lento, más rápido o más sutil, pero sigue respirando, ¡pase lo que pase!

Como he dicho antes, es mejor hacer este proceso con un *coach* o un facilitador. Si quieres consultar una lista de profesionales cualificados o saber si hay alguno por donde tú vives, ponte en contacto con office@breathmastery.com.

Epílogo

Los resultados que obtendremos del trabajo de respiración dependerán de nuestro grado de dedicación. Repito una vez más que lo más importante de la respiración es el grado de conciencia que apliquemos a la misma: observación consciente. Cuando nos abrimos y relajamos en la energía de la respiración, cuando nuestra respiración está coordinada y el mecanismo respiratorio es fuerte y flexible, cuando le añadimos la salsa secreta de la intención consciente, tenemos algo a nuestro alcance que puede ayudarnos a cumplir y conseguir cualquier cosa.

Juega con los ejercicios de respiración, las técnicas y las meditaciones que has aprendido aquí. Experimenta y explora con este manual todo lo que te haga falta, léelo y reléelo para recordar la información y conseguir inspiración.

Si deseas alcanzar los más altos grados de maestría, concéntrate y persevera en la práctica de los dos aspectos básicos del trabajo de respiración: la conciencia de la respiración y la respiración consciente. Recuerda observar la respiración y controlarla siempre que puedas. Recuerda también que la clave para experimentar los máximos beneficios que he mencionado es convertir tu práctica diaria en tu forma de vida.

Nuestra forma de enfocar el trabajo de respiración refleja nuestra forma de enfocar la vida. Al observar la respiración, puedes aprender mucho sobre ti mismo. Vas adquiriendo el conocimiento y la habilidad de fluir con tu intuición, de saber cuándo has de tomar el control de la respiración, cómo utilizar su poder y cuándo has de apartarte de en medio y dejar que la respiración te respire a ti.

En el aprendizaje de cualquier habilidad hay cuatro etapas. Empezamos con la «incompetencia inconsciente». Por ejemplo, supongamos que no sabes nada de pianos, que ni siquiera conoces su existencia. No tienes conciencia del piano y, por supuesto, no sabes tocarlo.

Conocer la existencia de un piano no es suficiente. De hecho, cuando te sientes delante de un piano lo más probable es que enseguida te des cuenta de que estás totalmente perdido respecto a todo lo que tenga que ver con el mismo. Ahí empieza la segunda etapa del aprendizaje de cualquier destreza: la «incompetencia consciente». Ahora sabes que tienes un instrumento a tu disposición, pero todavía has de descubrir, explorar y desarrollar todas las formas en que puedes usarlo y disfrutar de él. Mi función y el propósito de este libro es llevarte al siguiente nivel que es la «competencia consciente». Mi misión es ayudarte a despertar al hecho de que tu respiración es un instrumento increíble que puedes utilizar para hacer que tu vida sea extraordinaria.

Si practicas los ejercicios y las técnicas que describo en este libro adquirirás competencia en el trabajo de respiración. Pero esta tercera etapa se parece a tener que pensar en cómo has de sentarte y colocar las manos y los dedos en cada momento cuando te pones a tocar el piano. Quizá puedas interpretar algunas canciones sencillas, pero no puedes componer o interpretar música. Para ello has de alcanzar la cuarta etapa del aprendizaje: la «competencia inconsciente».

Este grado de competencia se puede alcanzar con la ayuda de un buen *coach*, pero, en realidad, depende de una cosa: profundizar en la práctica. Esto significa disciplina y dedicación. Afortunadamente, el trabajo de respiración da resultados inmediatos. Las prácticas son divertidas y agradables y los beneficios son tangibles y reales, así que no supone una tarea pesada. Yo soy una de las personas más perezosas que conozco, por lo que si el trabajo de respiración me exigiera algo que se pareciera a un trabajo duro, si no fuera fácil, ¡sería la última persona en este mundo en realizarlo!

Leonard Orr dijo una vez: «¡La mayoría de las religiones ponen tan difícil alcanzar el cielo, que ni siquiera Dios lo alcanzaría!» A la respiración espiritual la llamamos «grasa para deslizarse hasta casa». Soy un gran creyente en las cosas sencillas y básicas de la vida. Me parece que las cosas más sencillas y básicas siempre son las más poderosas. ¿Y qué podría ser más simple o básico que la respiración?

Creo que ahora ya sabes que bajo tus narices, a tu disposición, tienes un instrumento extraordinariamente versátil y una fuerza increíblemente poderosa. Y que ya estás preparado para incorporar la práctica del trabajo de respiración en tu vida cotidiana, para demostrarte a ti mismo que tienes las mismas habilidades que los grandes maestros, los santos, los yoguis, los místicos, los sanadores y los guerreros de la antigüedad y de nuestros tiempos. El rendimiento máximo, la salud óptima y el potencial último están al alcance de tu mano.

Terminaré con dos afirmaciones que te invito a que tengas en cuenta y a aceptra antes de iniciar una sesión de respiración. La primera es: «Algo que creía que sería difícil, complicado y que me costaría mucho tiempo, en realidad, puede ser bastante sencillo y fácil, y puede suceder muy rápido». (Ten libertad para reformular esta frase con tus propias palabras.) Ésta es una creencia importante, porque todos damos por hecho que tener una gran meta o deseo implica que ésta ha de ser difícil y complicada y que nos llevará mucho tiempo y trabajo conseguirla. Si neutralizamos o cambiamos esta arraigada creencia dejaremos espacio para que sucedan milagros.

La segunda: «No importa quién era ayer, hoy todo es posible. No importa quién o cómo soy hoy, mañana puedo ser de cualquier otra persona. No importa cómo era yo hace un momento; justo aquí, ahora, en este momento todo es posible». (Vuelve a utilizar tus propias palabras para esta afirmación y deja que penetre en lo más profundo de tu subconsciente. Cuando observamos nuestras limitaciones, solemos pensar: «Yo soy así». Yo, sin embargo, te digo que puedes ser como te plazca. Y que, si estás dispuesto a cambiar, la respiración estará siempre ahí para ayudarte a hacer ese cambio.

Quiero darte las gracias por leer este libro y compartir este viaje conmigo. Espero que realmente practiques, porque para experimentar algo has de probarlo. La respiración es lo más parecido a una varita mágica, pero lo que obtengamos de la práctica dependerá de nuestro grado de dedicación. Lo mejor que podemos añadirle a la práctica es pasión y entusiasmo y un poco de nuestro tiempo todos los días. Una de las cosas que he aprendido es que cuando estamos furiosos es porque estamos generando la energía de la ira. Cuando estamos tristes o tenemos miedo es porque estamos generando la energía de la tristeza y del miedo. Somos nosotros quienes creamos nuestra experiencia de la realidad. Y si estás dispuesto a crear amor, paz, alegría, libertad interior o excelencia en cualquier campo la respiración estará preparada, a la espera para ponerse a tu disposición.

Vamos a terminar este viaje empezando uno nuevo. Alguien dijo, creo que fue Bob Mandel, uno de los primeros expertos en trabajo de respiración de Rebirthing: «La compleción es un buen punto de partida». Vamos a terminar, empezando hoy, ¡ahora!

Agradecimientos

Me gustaría dar las gracias a Hedda Leonardi, mi alumna y amiga, por ser la chispa que hizo que me sentara a escribir y crear este libro, y por apoyarme y animarme durante todo el proceso.

También quiero dar las gracias a Emily Han por ayudarme a convertir un montón de artículos e historias, transcripciones de seminarios y material de formación en algo organizado y comprensible. Gracias también a Zhena Muzyka por poner a Emily en mi camino, por experimentar la importancia del trabajo de respiración en primera persona y por llegar a la conclusión de que éste tenía que estar al alcance de todo el mundo. Gracias a Haley, a Alexandre, a Amy, a Yona y a todo el equipo de grandes profesionales de Simon & Schuster, Enliven Books y Atria.

Gracias a todos los que habéis contribuido en mi trabajo y en este libro: Ela Manga, Mark Divine, Stig Severinsen, Wim Hof, James Cook, Leonard Orr, Binnie Dansby, Luba Bogdanova, Michael White, Linda Heller, Peter Litchfield, Pat Gerbarg y muchos otros, demasiados para poder mencionarlos. Gracias a Rugile y a Debra, y a mis equipos de colaboradores de la oficina, administración y técnicos. Gracias a todos mis profesores, alumnos y socios, a todos los organizadores de mis seminarios, los anfitriones y los patrocinadores. Gracias por darme la oportunidad de hacer lo que me gusta.

Mi más sincero agradecimiento a Louise, que me ha apoyado en todo lo que he hecho. Sin ella jamás habría terminado este libro, y a

Gulnur, por permitirme seguir mi corazón y vivir mi sueño. Gracias a mis hijos Danny y Dennis, y a toda mi familia, por concederme el tiempo y el espacio para hacer mi trabajo interior, y por estar siempre conmigo cuando necesito un lugar para esconderme, hacer una pausa o, simplemente, ¡sentirme normal durante un tiempo!

Gracias a mis padres, Pauline y Joshua, por darme la libertad, la seguridad y el amor incondicional que necesitaba para aprender a crecer a mi propio ritmo, y por permitirme e incluso animarme a romper con las reglas familiares, sociales e incluso religiosas para encontrar mi camino en la vida.

Por último, doy gracias a la propia respiración por ser la vida que hay en mí, y a mí mismo por seguir este camino, en lo bueno y en lo malo, durante todos estos años, y por saber que lo mejor ¡todavía está por llegar!

Recursos adicionales

www.breathmastery.com

Consulta semanalmente nuestro blog y suscríbete a nuestra *newsletter* mensual y Breath & Breathing Report. Infórmate sobre seminarios y talleres y busca un *coach* o entrenador afiliado en tu zona, ¡o conviértete en uno de ellos! Únete al Breathmastery Inner Circle para tener acceso a una extensa colección de libros, artículos, informes, notas de seminarios, panfletos de talleres, grabaciones de audio o video y transcripciones: ¡material de formación de más de treinta y cinco años!

www.BreathTechApp.com

Te invito a que te descargues la *Breath Tech*, la nueva aplicación para la respiración que junto con este libro será tu compañera de entrenamiento. Disfruta de las lecciones y las instrucciones en audio y en video de casi un centenar de ejercicios de respiración, técnicas y meditaciones. Elige uno de los Eight Paths ('Ocho Caminos') de acuerdo con las metas que te hayas propuesto en tu trabajo de respiración, y planifica tu Breath Mastery Training a tu propio ritmo. Sigue tu progreso a medida que vas avanzando por todos los niveles: de alumno, a aprendiz, especialista, experto y maestro:

Conciencia corporal: salud física
Inteligencia del corazón: salud psicoemocional
Ser tu mejor versión: crecimiento personal
Excelencia profesional: rendimiento profesional
A por el oro: rendimiento deportivo
Creatividad: hacer magia
Ayudar al que ayuda: sanar al sanador
Fuente del alma: espiritualidad

A continuación encontrarás una lista de expertos en el movimiento del trabajo de respiración de los cuales ya he hablado en este libro. Te invito a que te beneficies de sus conocimientos, sus habilidades y su experiencia:

Dr. Peter Litchfield: www.bp.edu
Mike White: www.breathing.com/db.htm
Luba Bogdanova: www.odyhanie.ru/just-breathe.html
Shakti Malan: www.shaktimalan.com
Stig Severinsen: www.breatheology.com
Jim Morningstar: www.transformationsusa.com
Judith Kravitz: www.transformationalbreath.com
Michael Brian Baker: www.thebreathcenter.com
Julia Mikk: www.breathoflove.org

Por último, si estás interesado en algún programa de grado o posgrado que incluya la fisiología de la respiración y la ciencia de la conducta para su aplicación práctica en el campo de la salud, los servicios sociales y la educación en artes escénicas, te recomiendo que te inscribas en la Graduate School of Behavioral Health Sciences, 109 East 17th Street, Cheyenne, Wyoming 82001. Visita su página web: www.bp.edu.

ECOSISTEMA DIGITAL

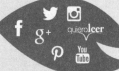
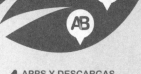